POCHE NATURE

PREMIERS SECOURS

avec les plantes sauvages

Les recommandations et les informations contenues dans cet ouvrage ont été réunies et vérifiées avec le plus grand soin par l'auteur. Toutefois, l'exactitude des données mentionnées ne peut être garantie. L'auteur et l'éditeur déclinent toute responsabilité quant aux dommages et accidents qui pourraient survenir. Veuillez vous référer à votre faculté de discernement lorsque vous suivez les recommandations contenues dans cet ouvrage.

Ouvrage publié pour la première fois en Allemagne, en 2016, par Eugen Ulmer KG, Stuttgart, sous le titre *Erste Hilfe mit frischen Wildplanzen : Die Naturapotheke für unterwegs.*

Pour l'édition française
Traduction et adaptation : Corinne Bollinger

ISBN : 978-2-8160-1149-4
N° d'éditeur : 8160
Dépôt légal : avril 2017

Achevé d'imprimé : mars 2017
Imprimé en Pologne par Edica

POCHE NATURE

PREMIERS SECOURS

avec les plantes sauvages

ARTÉMIS ÉDITIONS

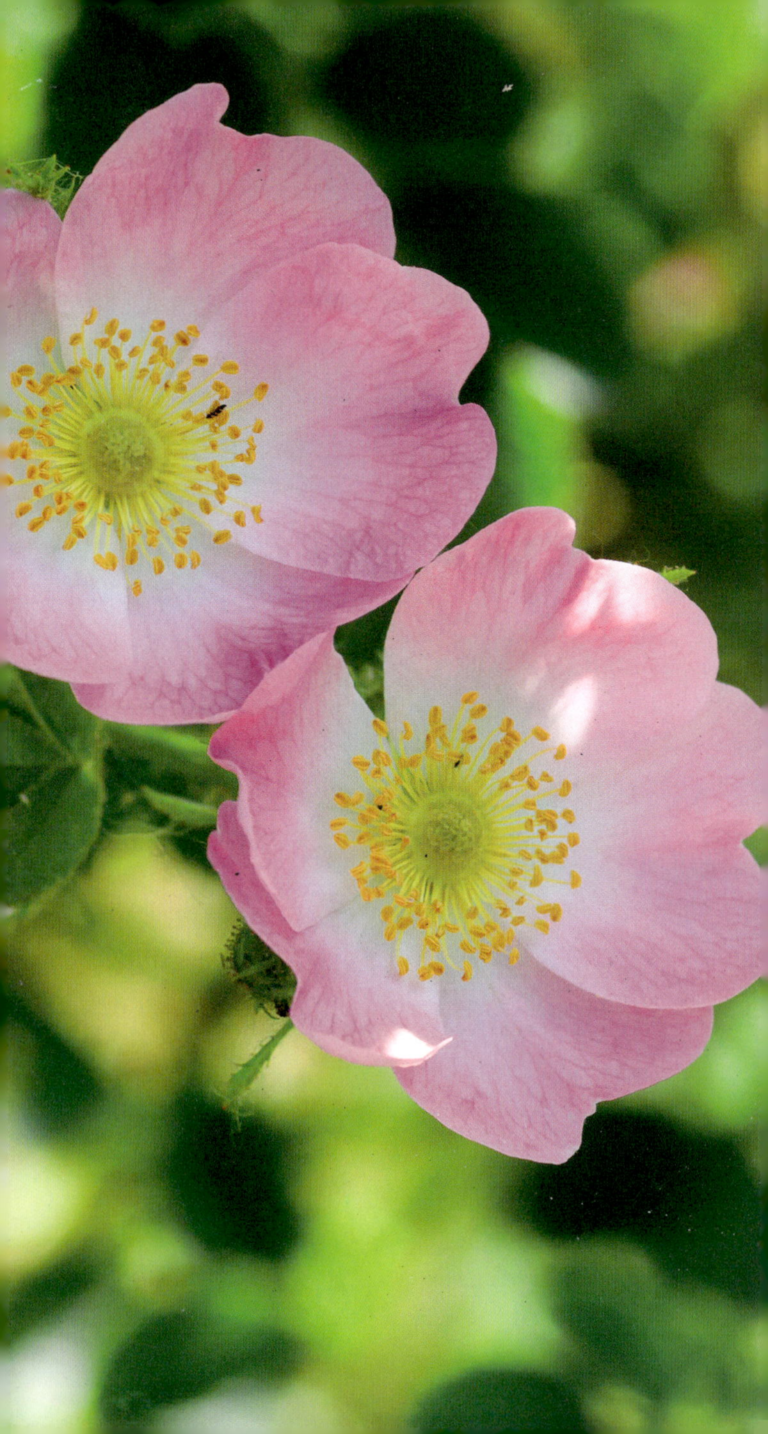

Sommaire

Les soins immédiats qu'apporte la nature

Tout le monde a déjà vécu le fait que, en promenade ou en randonnée, les petits bobos surgissent soudain : on trébuche, on s'égratigne, on se tord la cheville, on se fait une coupure au doigt pendant le pique-nique, on reste trop longtemps au soleil… ou alors le vent souffle et fait mal aux oreilles.

On a rarement sur soi une trousse à pharmacie. Mais en cherchant dans la nature, on peut trouver des plantes qui fournissent les premiers soins.

Ce qu'il faut faire

Réduire les plantes en miettes est efficace, mais, pour la plupart des blessures superficielles, les mâcher est encore mieux. Notre salive contient des sécrétions favorisant la cicatrisation, des enzymes qui augmentent la disponibilité des composants de la plante, ainsi que des immunoglobulines à l'effet antibactérien.

Si possible, essayez de maintenir les plantes écrasées par un bandage sur la zone à soigner. Si vous n'avez

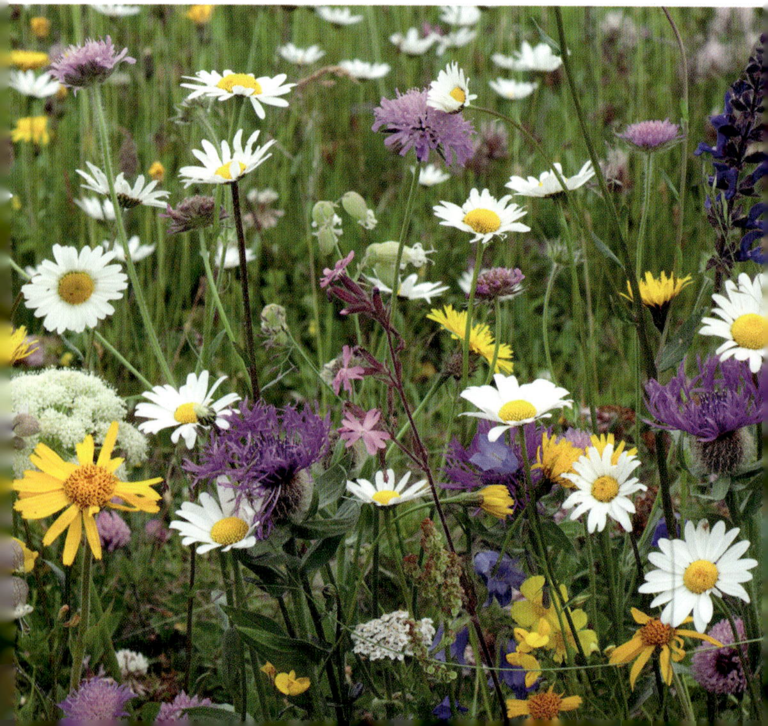

pas de morceau de tissu avec vous, prenez une feuille de patience ou de plantain, ou une feuille d'arbre, par exemple de chêne.

La récolte facile

Comme il s'agit ici uniquement de premiers soins à pratiquer immédiatement, les conditions météorologiques n'ont pas d'importance. Les périodes de récolte mentionnées dans les fiches descriptives sont indicatives : si vous avez besoin d'une plante, cueillez-la, même si ce n'est pas la saison idéale. Son action sera peut-être moins efficace, mais elle sera tout de même précieuse. Le concept du traitement immédiat sans autre forme de transformation me semble réellement fascinant. C'est si simple et si efficace, cela me remplit de gratitude envers les « descendants de la nymphe Flore ». Peut-être ressentirez-vous la même chose…

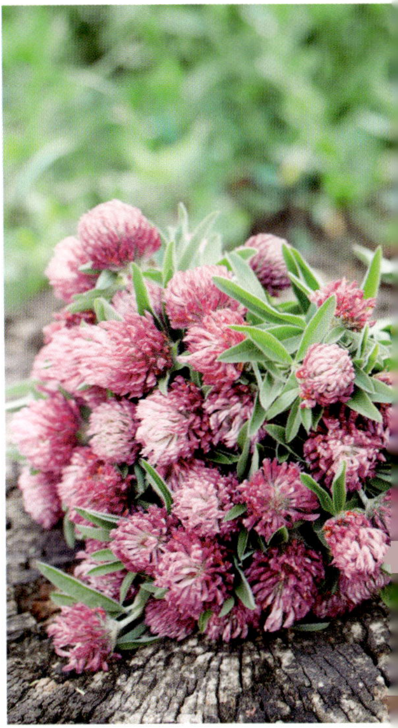

Jamais dans les réserves naturelles

- Évitez les prés exploités et les bordures des terres agricoles.
- Évitez les lieux de promenade des chiens ou les routes à grande circulation.
- Ne cueillez jamais une plante à proximité d'excréments d'animaux.
- Privilégiez les terres en jachère, les bords des rivières ou les lisières des bois.
- Ne cueillez pas une trop grande quantité, la plante doit survivre.
- Ne prenez que ce dont vous avez besoin.
- Choisissez des plantes saines (sans parasite, puceron, etc.).

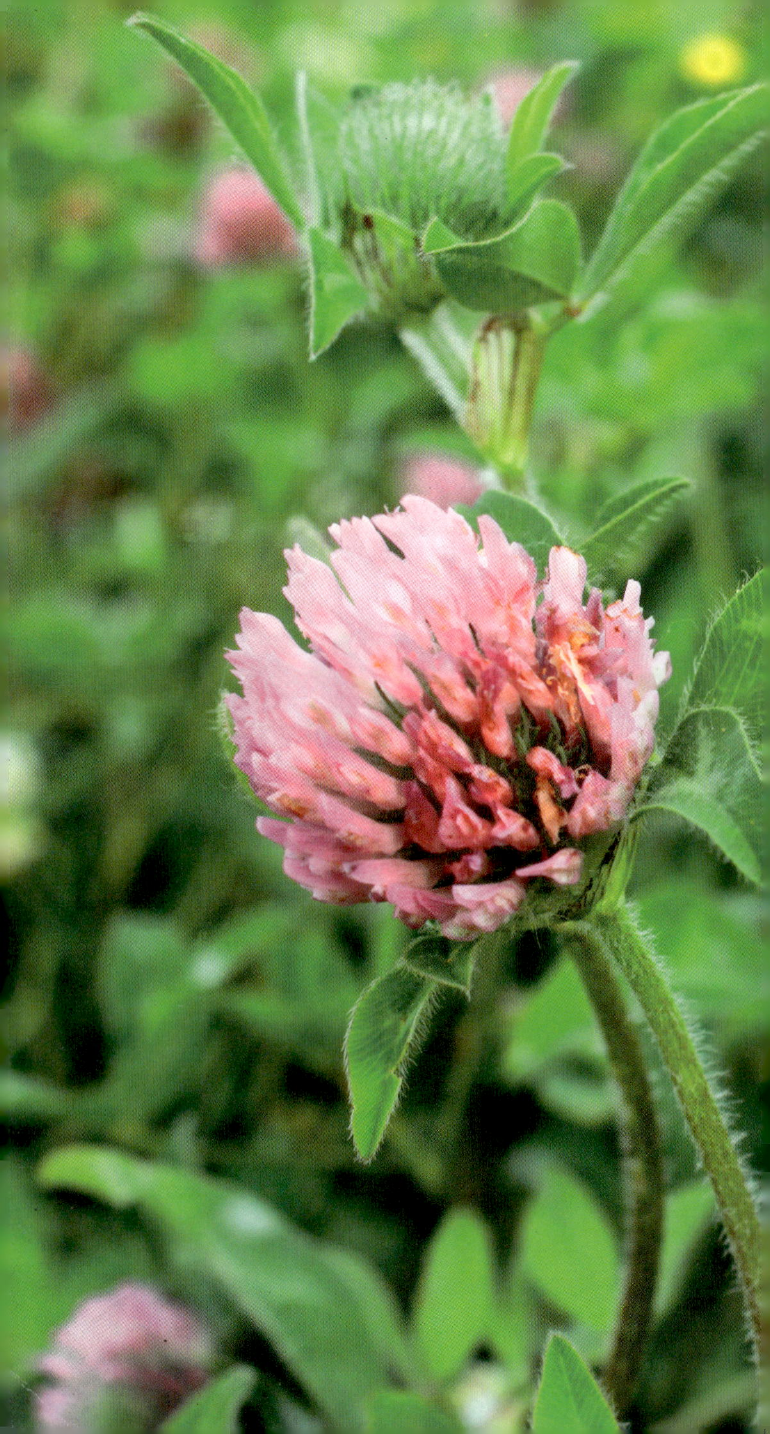

Lorsque la peau fait mal

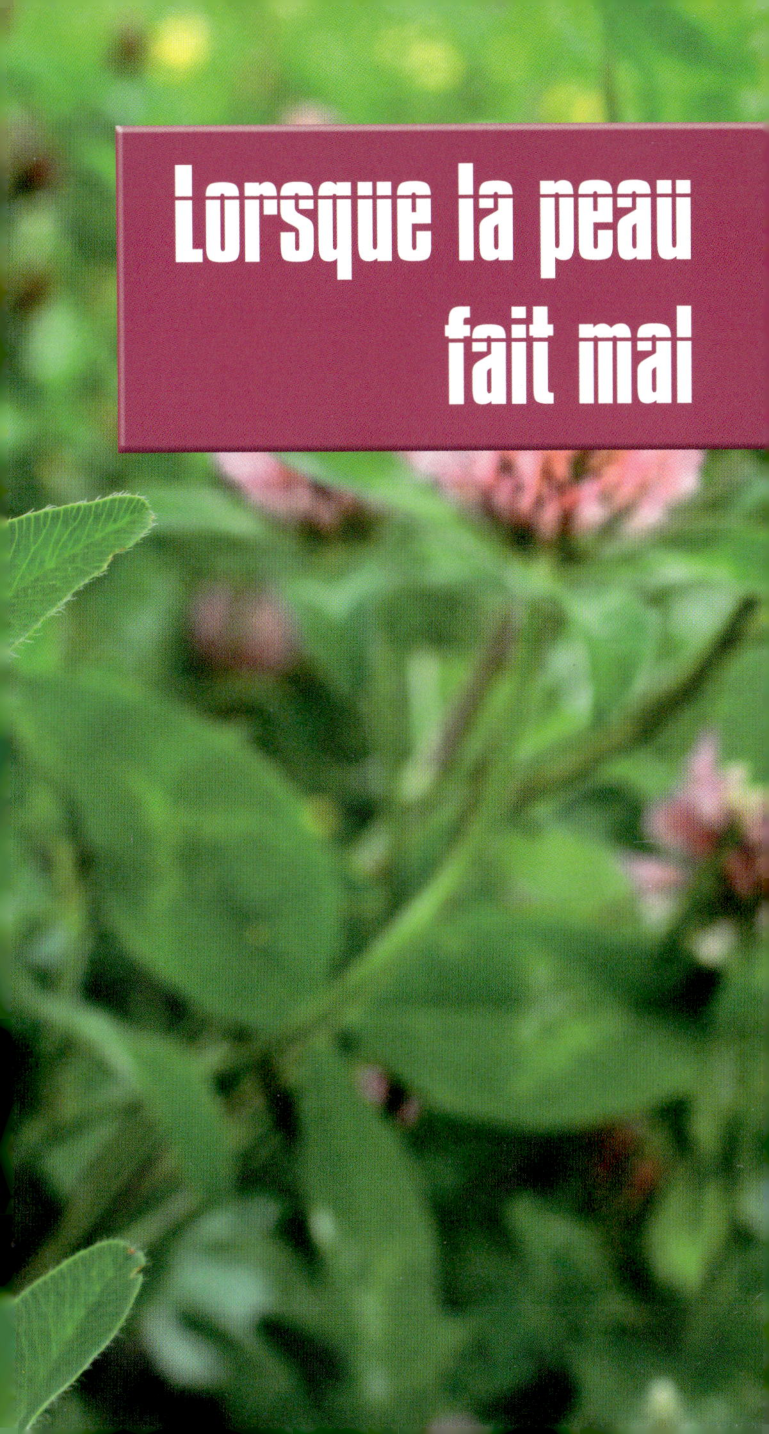

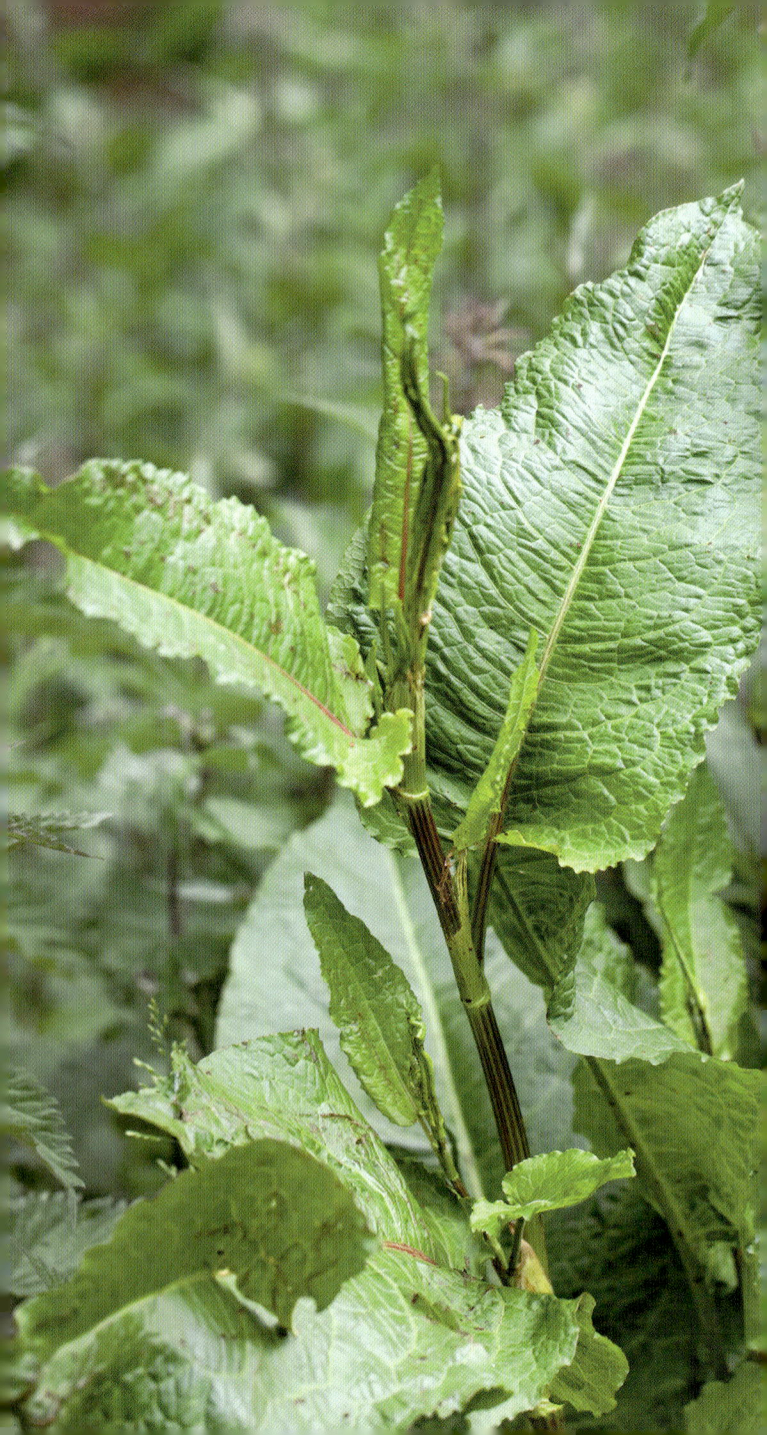

Patience sauvage

Dénomination : patience à feuilles obtuses, *Rumex obtusifolius*
Description : plante vivace de 50 à 100 cm de hauteur ; **feuilles :** larges, lancéolées ; **fleurs :** de 3 à 5 mm, vertes, rougeâtres
Floraison : de juin à août
Habitat : bordures des chemins, champs, prairies
Peut se confondre avec : les autres variétés du genre Oseille, inoffensives

Que récolter, et quand ?

En hiver, on peut déjà apercevoir les rosettes de patience dans les prés. Les feuilles peuvent être cueillies jusqu'à la fin de l'été. Ensuite, la plante commence à se faner.

Lorsque les feuilles sont flétries, mangées par les insectes ou attaquées par des champignons, elles sont alors inutilisables.

Premiers secours...

- **En cas de piqûre d'insecte :** frottez les feuilles sur la zone touchée. L'apaisement est immédiat.
- **En cas de piqûre d'ortie :** procédez comme pour les piqûres d'insectes.
- **Effet rafraîchissant :** en cas de forte chaleur, une feuille de patience sur le front, sur la nuque ou sur d'autres parties du corps rafraîchit aussitôt. Appliquez simplement une feuille sur la peau.

Autres applications

- **En usage interne :** effet légèrement laxatif, stimule les voies biliaires, action dépurative.

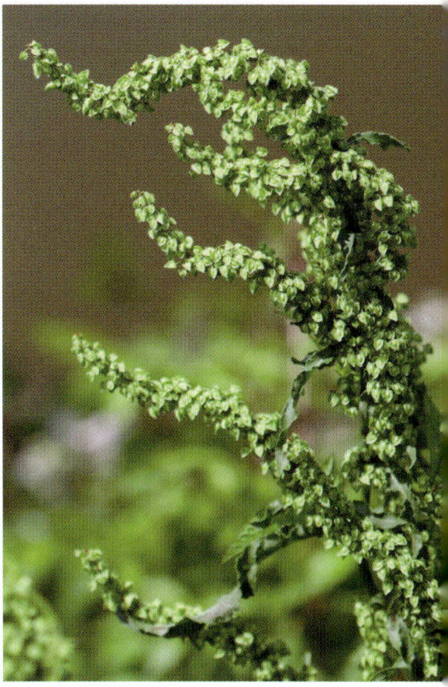

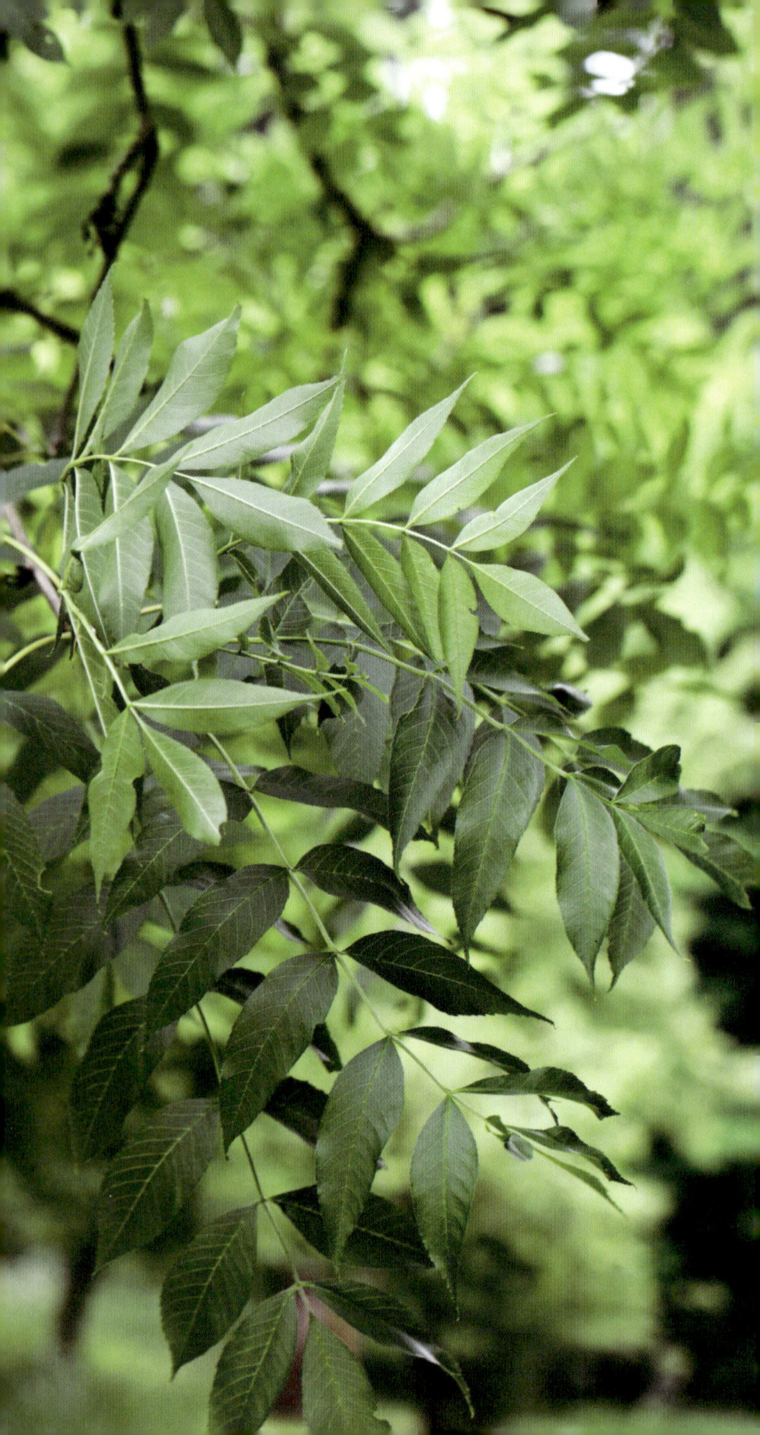

Frêne

Dénomination : frêne commun, *Fraxinus excelsior*
Description : arbre pouvant atteindre 40 m de hauteur ; **écorce :** gris-verdâtre, lisse, devenant sombre et fendillée ; **feuilles :** composées de 7 à 13 folioles, sessiles, vert foncé, dentées, long pétiole ; **fleurs :** violettes tirant sur le brun, groupées en grappes ; **graines :** petite graine aplatie elliptique entourée d'une aile membraneuse
Floraison : d'avril à mai
Habitat : bordure des chemins, forêts
Peut se confondre avec : jeune, avec le sorbier des oiseaux, inoffensif

Que récolter, et quand ?

On récolte idéalement les feuilles de fin mai à fin août. Vous pouvez tout à fait prolonger votre cueillette jusqu'à fin septembre.

Premiers secours...

- **En cas de lésion :** vous pouvez soigner les plaies récentes à l'aide de feuilles. Le frêne est traditionnellement utilisé en cas de morsure. Écrasez les feuilles et appliquez-les sur la blessure. Maintenez les feuilles si possible, avec un morceau de tissu ou une autre feuille de frêne intacte et un brin d'herbe.
- **Pour les pieds fatigués :** une feuille de frêne placée entre la plante du pied et la chaussette ravivera vos pieds.

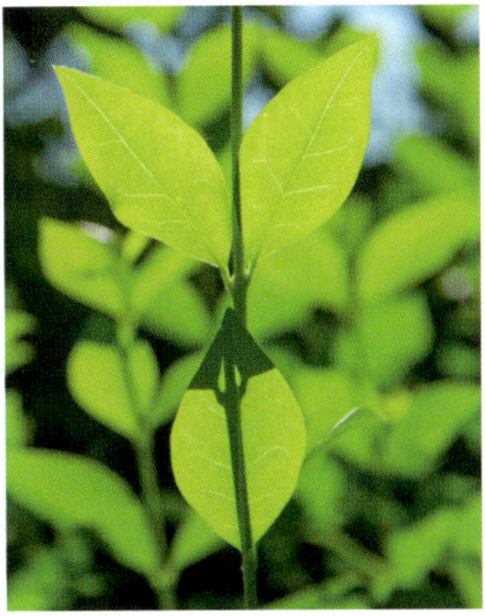

Autres applications

- **En usage interne :** action drainante, calculs rénaux et biliaires, tonifie la rate, les reins et le foie.
- **En usage externe :** courbatures, douleurs rhumatismales.

À déguster

Les toutes jeunes feuilles peuvent se manger en salade au mois de mai ; elles sont un peu amères, mais rafraîchissantes.

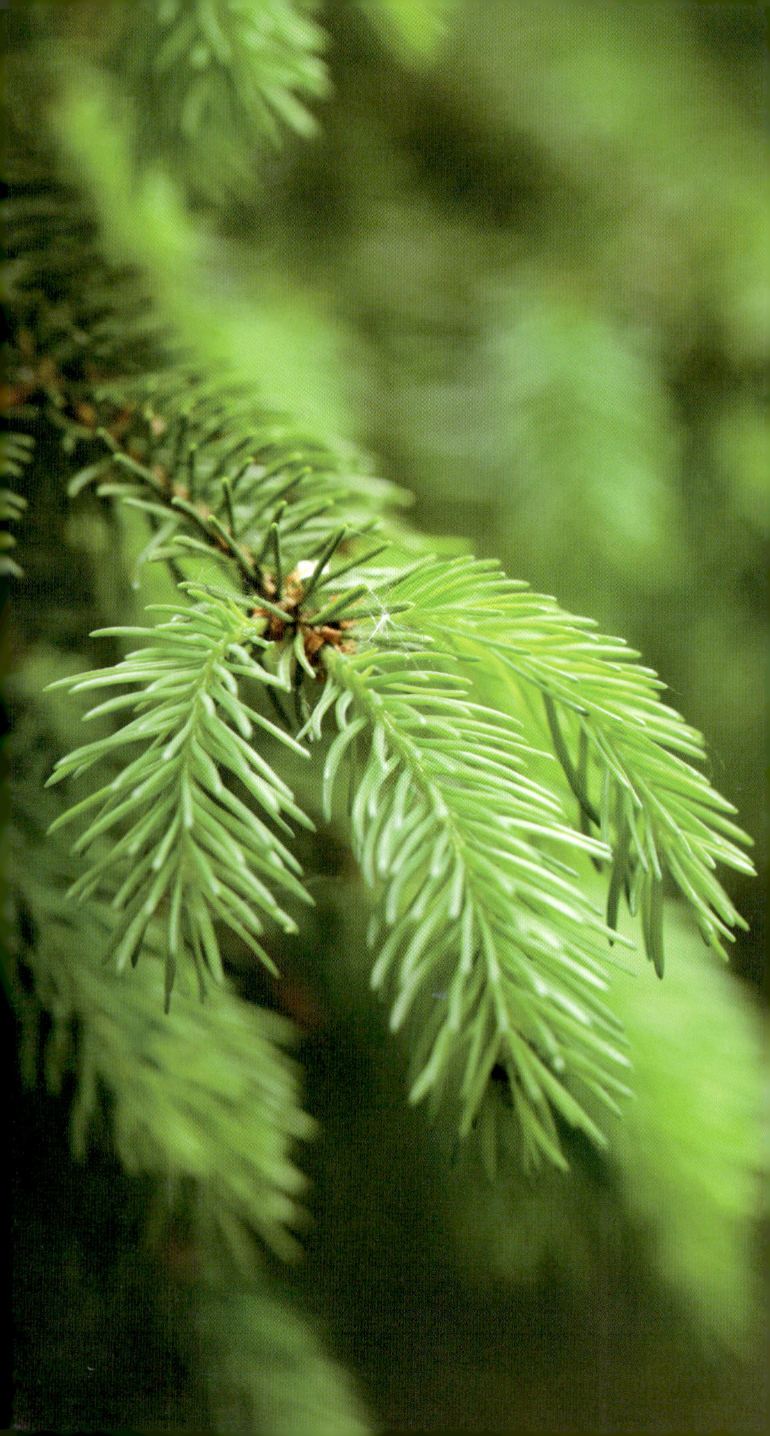

Épicéa

Dénomination : épicéa commun, *Picea abies*
Description : arbre pouvant atteindre 60 m de hauteur ; **écorce :** brun rougeâtre, lisse, puis brun sombre, s'écaillant avec l'âge ; **épines :** quadrangulaires, piquantes, d'un vert luisant (elles se renouvellent tous les 7 ans) ; **fleurs :** femelles : rouges, cylindriques ; mâles : chatons du rouge au vert
Floraison : d'avril à mai
Habitat : habitat naturel : moyenne montagne, forêts en altitude (jusqu'à 2 000 m)
Peut se confondre avec : sapin, douglas, inoffensifs

Que récolter, et quand ?

La résine d'épicéa peut être récoltée en toute saison. Pour les applications décrites ici, choisissez de préférence de la résine fraîche, tendre et gluante.

Premiers secours…

- **En cas d'écharde :** appliquez une noix de résine sur la zone concernée, maintenez-la par un bandage. Les épicéas présentent souvent des lésions que leur résine sait refermer. Lorsque vous recueillez la résine, attention à ne pas rouvrir les lésions de l'arbre. Prélevez uniquement une petite quantité et seulement à la surface.
- **En cas de lésion infectée :** Si une auréole s'est formée autour d'une lésion, si la plaie est purulente, vous pouvez également recourir à la résine d'épicéa.
- **Un remontant pour l'excursion :** Le thérapeute allemand Kneipp recommandait au XXe siècle de sucer une boule de résine de la taille d'une noisette pour stimuler et tonifier l'organisme.

Autres applications

- **En usage interne :** tonifiant ; épines : favorise la transpiration, rhume.
- **En usage externe :** apaisant, pour fortifier les nerfs, en cas de rhume, rhumatismes, problèmes de peau.

À déguster

Faites griller les bourgeons femelles en avril ou en mai, vous obtiendrez de délicieuses friandises.

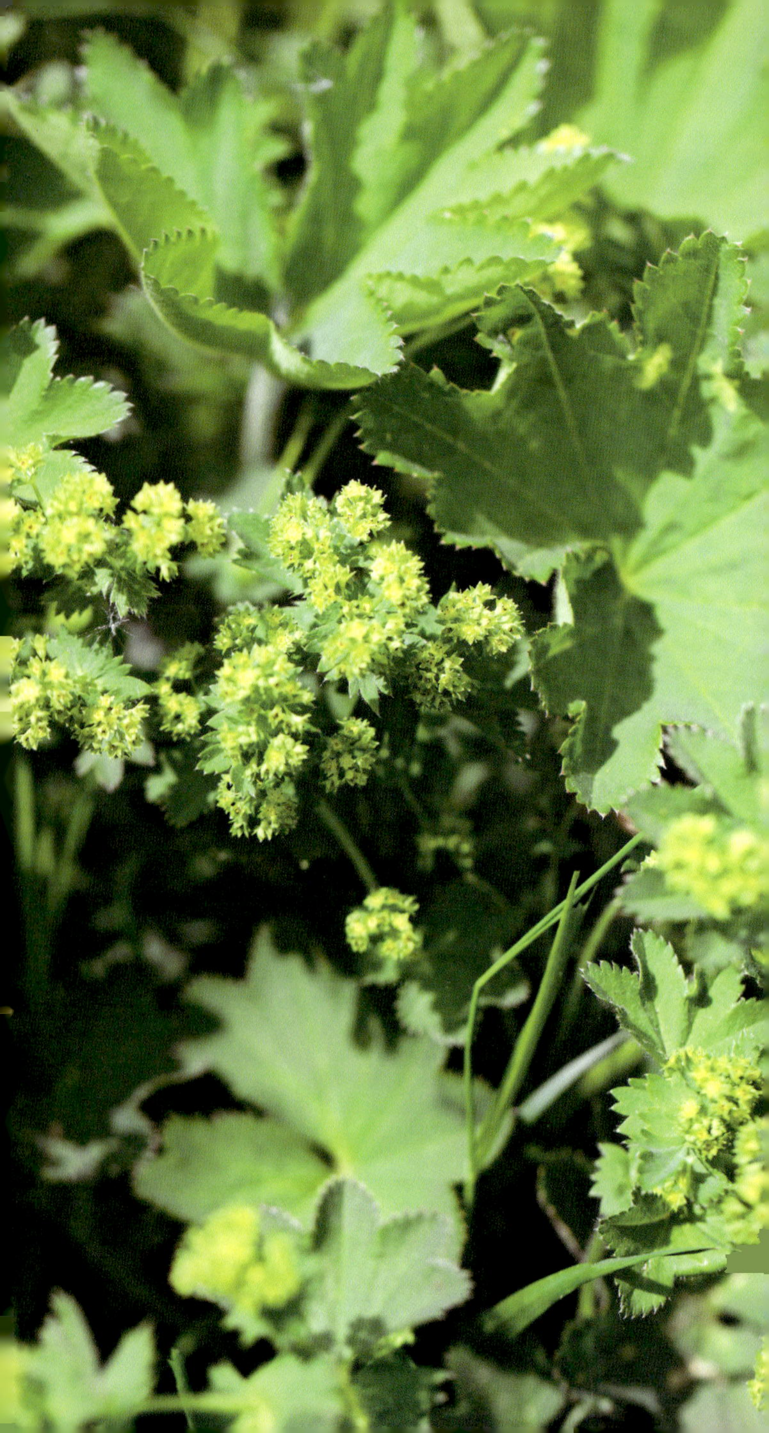

Alchémille

Dénomination : *Alchemilla xanthochlora*
Description : plante vivace de 10 à 50 cm de hauteur ; **feuilles :** long pétiole, duveteuses, de 9 à 13 lobes, bord denté ; **fleurs :** sans pétale, de 3 à 5 mm, vert jaunâtre, en glomérules lâches
Floraison : de mai à août
Habitat : prairies, pentes, bordures des fossés et des forêts, sols limoneux secs et riches en humus

Que récolter, et quand ?

L'idéal est de cueillir les feuilles de mai à septembre. On trouve cependant de jeunes feuilles dès le mois de mars et jusqu'en novembre – on peut bien entendu les utiliser à cette période.

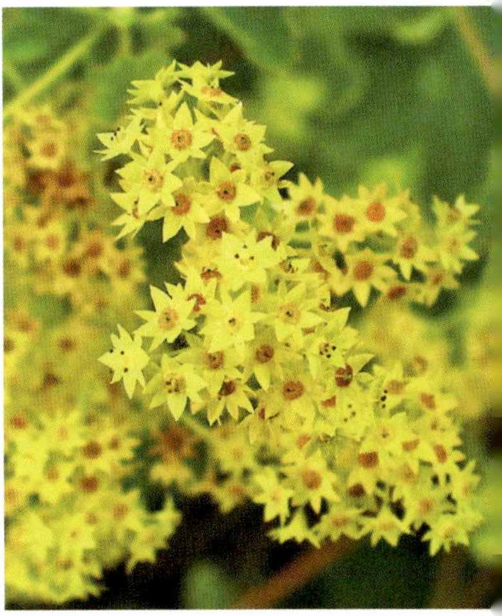

Premiers secours...

- **En cas de lésion :** écrasez ou mâchez les feuilles, puis appliquez sur la zone concernée.
- **En cas de saignement de nez :** insérez les feuilles écrasées dans le nez. Pressez les feuilles pour faire sortir le plus de suc possible et essayez d'aspirer doucement par le nez.

Autres applications

- **En usage interne :** règles douloureuses, maux d'estomac ou du bas-ventre, infertilité.
- **En usage externe :** infections dues aux champignons, yeux irrités, eczéma, voir également cataplasmes page 20.

À déguster

Les jeunes feuilles apportent une note rafraîchissante dans les salades et accompagnent parfaitement les cornichons.

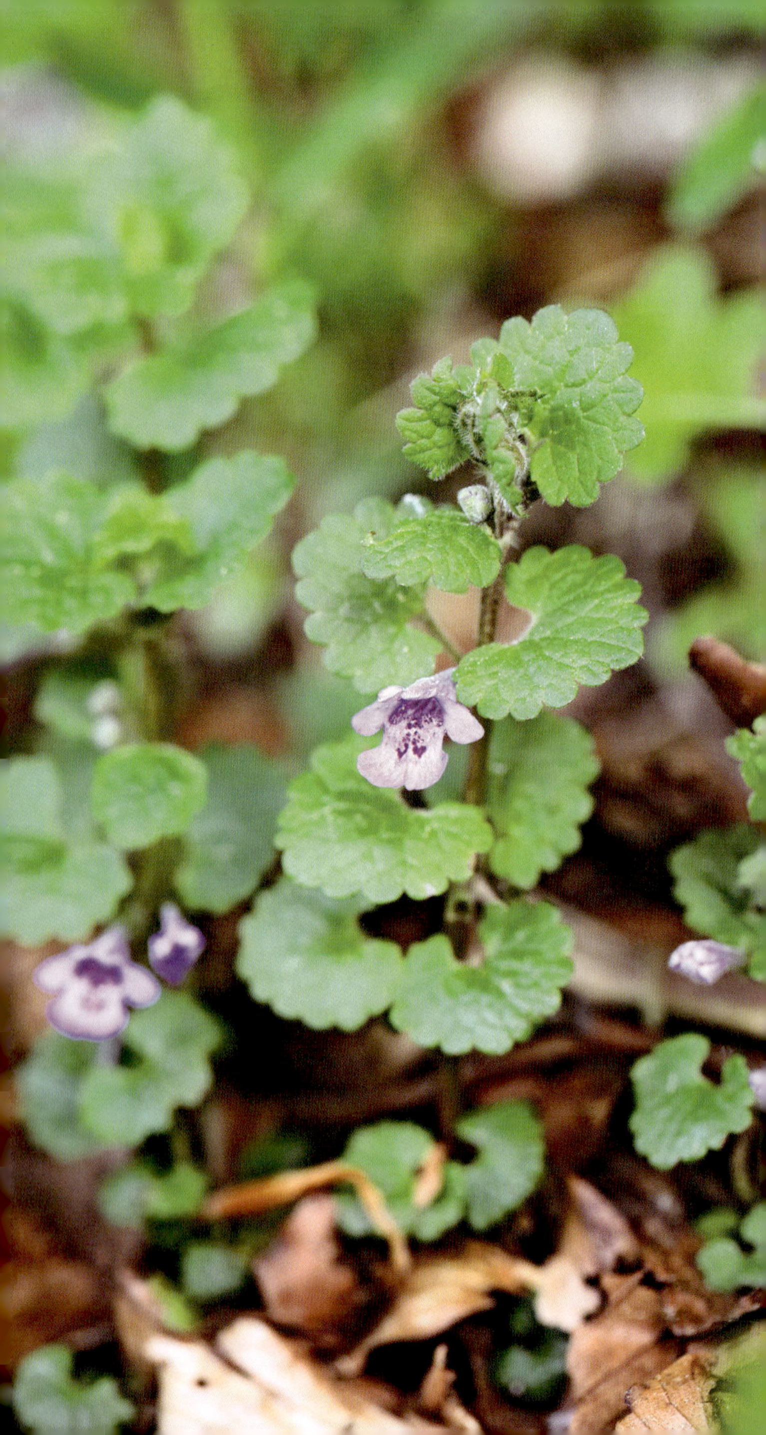

Lierre terrestre

Dénomination : *Glechoma hederacea*
Description : plante vivace rampante de 15 à 40 cm de long ; **tige :** quadrangulaire, s'enracinant par ses nœuds ; **feuilles :** réniformes, duveteuses, crénelées ; **fleurs :** de 15 à 20 mm, bleu-violet, groupées en verticilles
Floraison : d'avril à juin
Habitat : haies, sous les buissons, petites prairies ombragées
Peut se confondre avec : au stade précoce, avec les bugles et les véroniques, inoffensives

Que récolter, et quand ?

Vous pouvez cueillir les feuilles pendant une longue période. Après la fonte des neiges, la plante commence à pousser et reste présente jusqu'aux premiers flocons. La concentration en substances actives est au plus haut entre avril et octobre.

Premiers secours…

- **En cas de lésion :** appliquez les feuilles écrasées ou mâchées sur la blessure. Outre ses propriétés hémostatiques et curatives, le lierre terrestre est remarquablement efficace contre les blessures infectées et purulentes.
- **En cas d'écharde :** appliquez les feuilles écrasées ou mâchées sur la zone entourant l'écharde. Laissez agir un court instant, vous pourrez ensuite facilement extraire l'écharde.
- **En cas de grande fatigue :** les feuilles sont revigorantes, notamment lors des longues randonnées.

Autres applications

- **En usage interne :** intoxication aux métaux lourds, rhume, troubles de la digestion, goutte, tonifiant pour le cœur.
- **En usage externe :** brûlures, ulcères, maux de dents, hémorroïdes.

À déguster

En versant du chocolat fondu sur des feuilles de lierre terrestre, vous obtiendrez un « after eight » végétal.

Vite fait : les cataplasmes

Parmi les compresses décrites dans cet ouvrage, les cataplasmes représentent le moyen le plus rapide et le plus simple de bénéficier du pouvoir de guérison des plantes.
Nous avons à notre disposition…

Géranium Herbe à Robert

• Cataplasme contre la fièvre

Pilez la plante fraîche avec une goutte de vinaigre et un peu de sel. Étalez la préparation dans un morceau de tissu que vous attacherez sous la plante du pied, et gardez-le de 20 à 30 minutes. Cette opération peut être renouvelée plusieurs fois par jour.

Consoude

Blessures de l'appareil locomoteur (rupture du tendon, élongation, inflammation de la gaine tendineuse ou des bourses séreuses, irritation du périoste, arthrite).

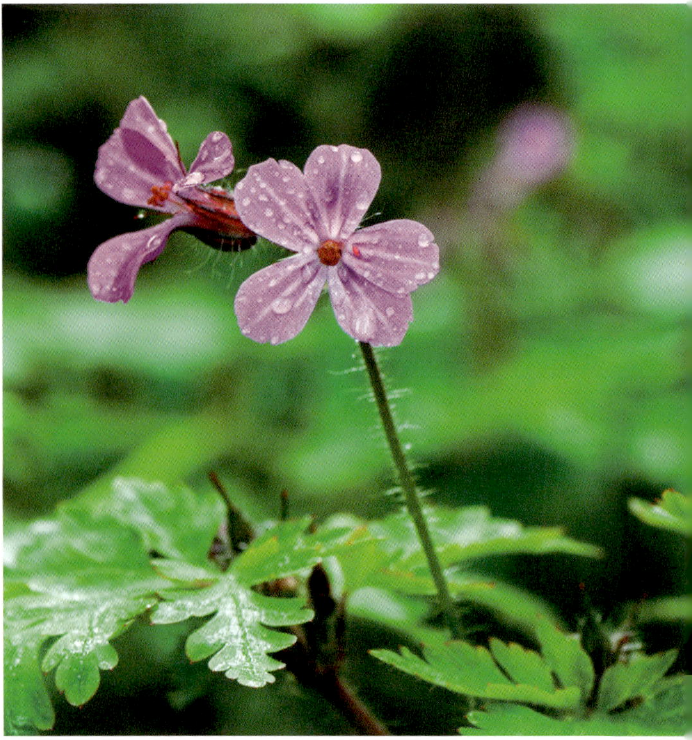

• Résorption des cicatrices, cicatrice douloureuse

• Ulcères, panaris, eczéma atopique
Déterrez les racines si possible au printemps, lavez-les et transformez-les en bouillie. Appliquez la préparation sur les zones concernées, couvrez d'un bandage. Renouvelez le cataplasme une fois par jour.

Pendant votre récolte, vérifiez que la plante possède encore suffisamment de racines.

Lamier blanc

• Douleurs articulaires et goutte
Pilez la plante fraîche avec une goutte de vinaigre et un peu de sel, faites-en une préparation. Appliquez-la sur les parties concernées et couvrez d'un bandage pendant environ 30 minutes. Cette opération peut être renouvelée plusieurs fois par jour.

• Brûlures
Les compresses décrites dans cet ouvrage constituent une aide précieuse, cependant le gel végétal est encore plus efficace. Pour le préparer, détachez des petits morceaux de plantes fraîches, ajoutez de l'eau bouillante (juste assez pour recouvrir les morceaux). Laissez reposer 2 heures, votre gel est prêt.

Alchémille

• Peau rugueuse, pores dilatés
Appliquez des feuilles d'alchémille écrasées en masque sur le visage. L'alchémille lisse la peau et la purifie. L'application est à faire une fois par jour uniquement, pendant environ 20 minutes.

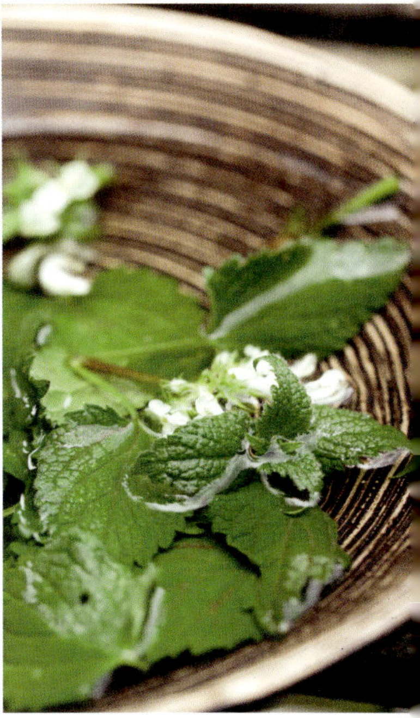

Benoîte commune

• Engelures
Coupez en morceaux et écrasez la racine fraîche ou la jeune plante. Si vous avez à votre portée des racines fraîches ou des racines séchées en réserve, vous pouvez également les réduire en poudre. Mélangez les plantes avec un peu d'eau pour obtenir une préparation, appliquez sur les zones à soigner, bandez et laissez agir pendant 30 minutes environ. Cette opération peut être renouvelée plusieurs fois par jour.

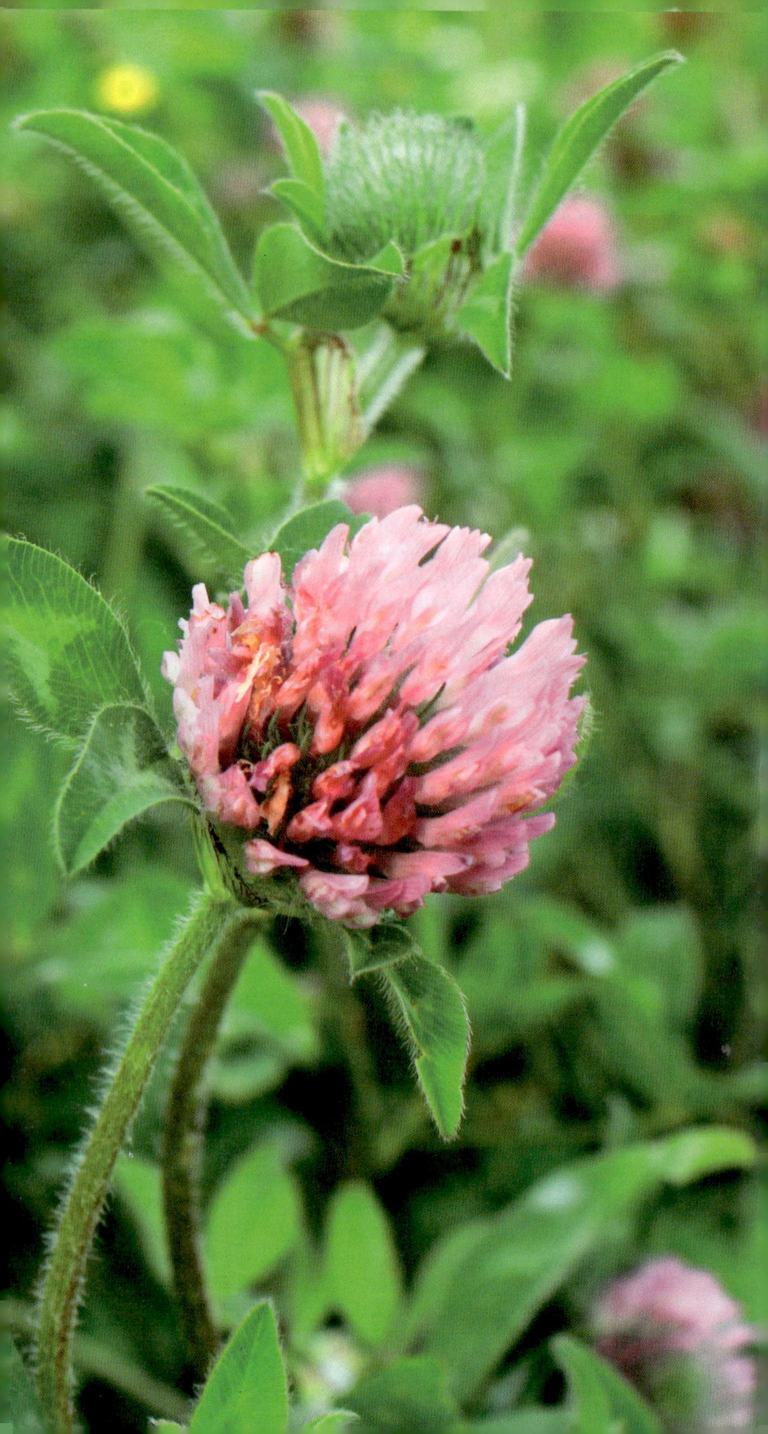

Trèfle

Dénomination : trèfle rouge, *Trifolium pratense*
Description : plante vivace de 15 à 30 cm de hauteur ; **feuilles :** souvent tachetées de blanc, stipules effilées, **fleurs :** de 15 à 18 mm, rouges, roses, blanches, groupées sous forme de grappes
Floraison : de mai à septembre
Habitat : sols riches en nutriments, prairies, zones humides et marécageuses
Peut se confondre avec : autres variétés de trèfle, inoffensives

Que récolter, et quand ?

Vous pouvez cueillir les fleurs de mai à septembre ; certaines plantes fleurissent plus tôt, d'autres tardivement.

Premiers secours...

- **En cas de piqûre d'insecte :** appliquez les fleurs écrasées ou mâchées sur la piqûre, les démangeaisons vont s'estomper.
- **Un remontant pour l'excursion :** les fleurs riches en nectar adouciront les rudes randonnées.

Autres applications

- **En usage interne :** action dépurative, anti-inflammatoire, diurétique, en cas de rhume, de règles douloureuses et de troubles de la ménopause.
- **En usage externe :** ulcères, boursouflures, gonflement des ganglions lymphatiques, douleurs rhumatismales.

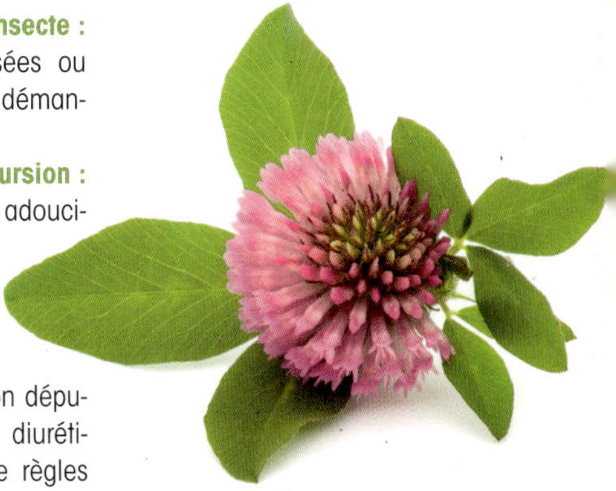

À déguster

Les fleurs de trèfle au goût sucré donnent une jolie note décorative à une salade ou à tout autre plat.

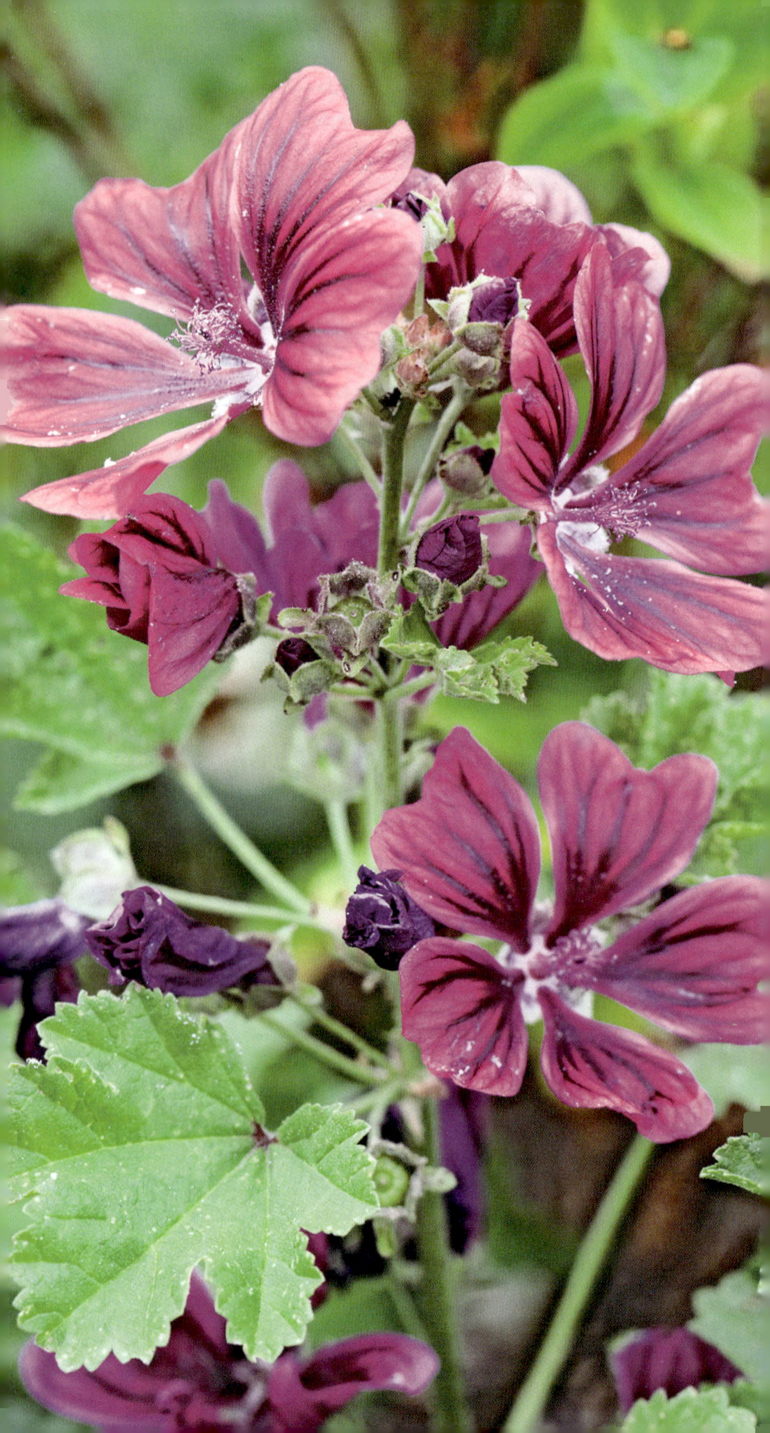

Mauve

Dénomination : grande mauve, *Malva sylvestris*
Description : plante vivace de 25 à 100 cm de hauteur, parfois bisannuelle ; **feuilles :** divisées en cinq lobes arrondis ; **fleurs :** de 25 à 40 mm, claires ou pourpre foncé, veines sombres
Floraison : de juin à octobre
Habitat : sentiers, murailles, décombres, zones herbeuses
Peut se confondre avec : autres variétés de mauve, inoffensives

Que récolter, et quand ?

Vous pouvez tout à fait utiliser la plante entière : les racines au printemps et à l'automne, les feuilles de mai à octobre, les fleurs de mai à septembre. Pour un remède rapide, les racines sont les plus efficaces, ensuite viennent les feuilles, en dernier les fleurs.

Autres applications

- **En usage interne :** inflammation des muqueuses gastro-intestinales, rhume, aigreurs d'estomac, diurétique.
- **En usage externe :** yeux fatigués ou irrités, eczéma, hémorroïdes.

Premiers secours...

- **En cas de piqûre d'insecte :** écrasez les morceaux de plante ou mâchez-les (vous constaterez qu'ils deviennent très visqueux), puis étalez sur la piqûre.
- **En cas de coup de soleil :** procédez comme pour les piqûres d'insectes.

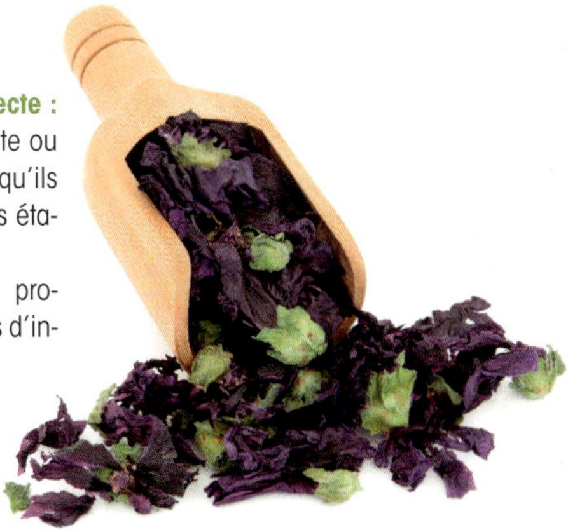

À déguster

Les fleurs peuvent servir de décoration, tandis que les bourgeons cuits à la poêle sont délicieux.

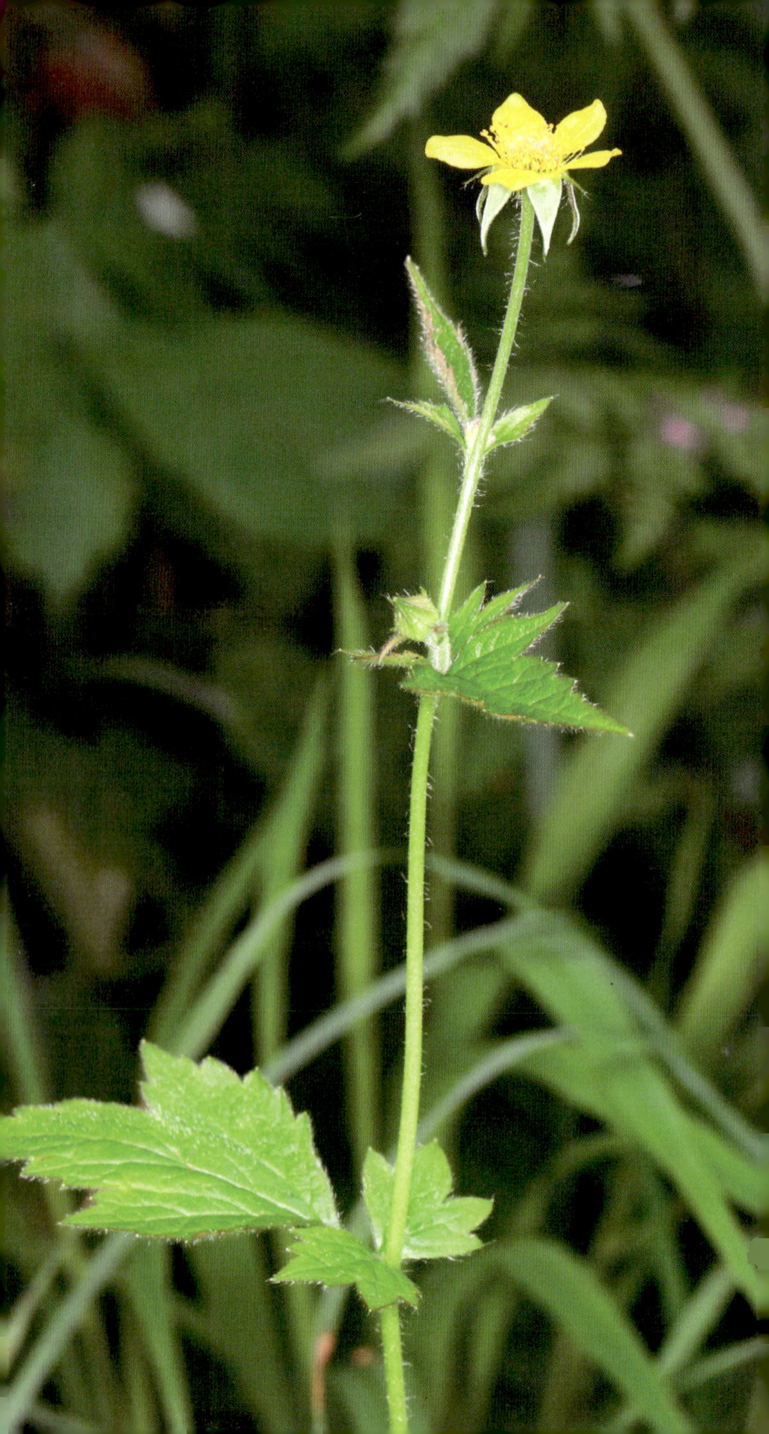

Benoîte commune

Dénomination : benoîte commune, *Geum urbanum*
Description : plante vivace duveteuse de 25 à 70 cm de hauteur ; **feuilles :** pennées, 3 folioles en haut, stipules foliacées ; **fleurs :** de 8 à 15 mm, jaunes
Floraison : de mai à septembre
Habitat : bordure des chemins, buissons, forêts proches de cours d'eau
Peut se confondre avec : potentilles, feuilles : aigremoine, inoffensives

Que récolter, et quand ?

Les feuilles apparaissent dès le mois de mars et peuvent être cueillies jusqu'en automne. Les racines de la benoîte commune peuvent également être déterrées à cette période.

Autres applications

- **En usage interne :** élimine les métaux lourds, apaise la douleur, antiseptique, troubles gastro-intestinaux, antispasmodique.
- **En usage externe :** voir les cataplasmes pages 20-21.

Premiers secours...

- **En cas de lésion :** écrasez ou mâchez les feuilles, appliquez-les sur l'égratignure pour cicatriser.
- **Pour une bonne haleine :** mâchez lentement les racines nettoyées. Leur forte odeur de clou de girofle protège contre la mauvaise haleine, avec un effet désinfectant.

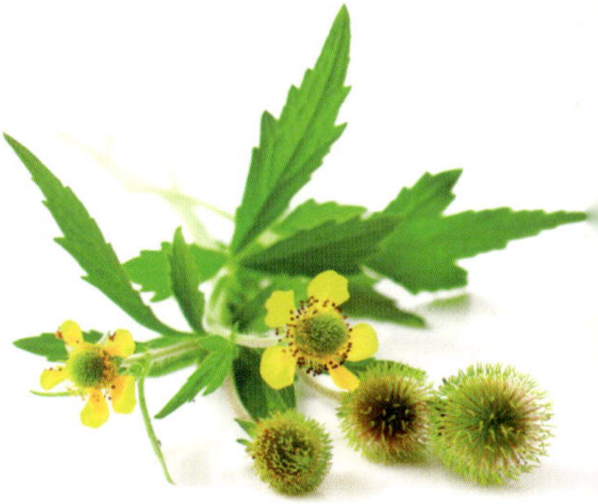

À déguster

Les racines peuvent remplacer les clous de girofle.

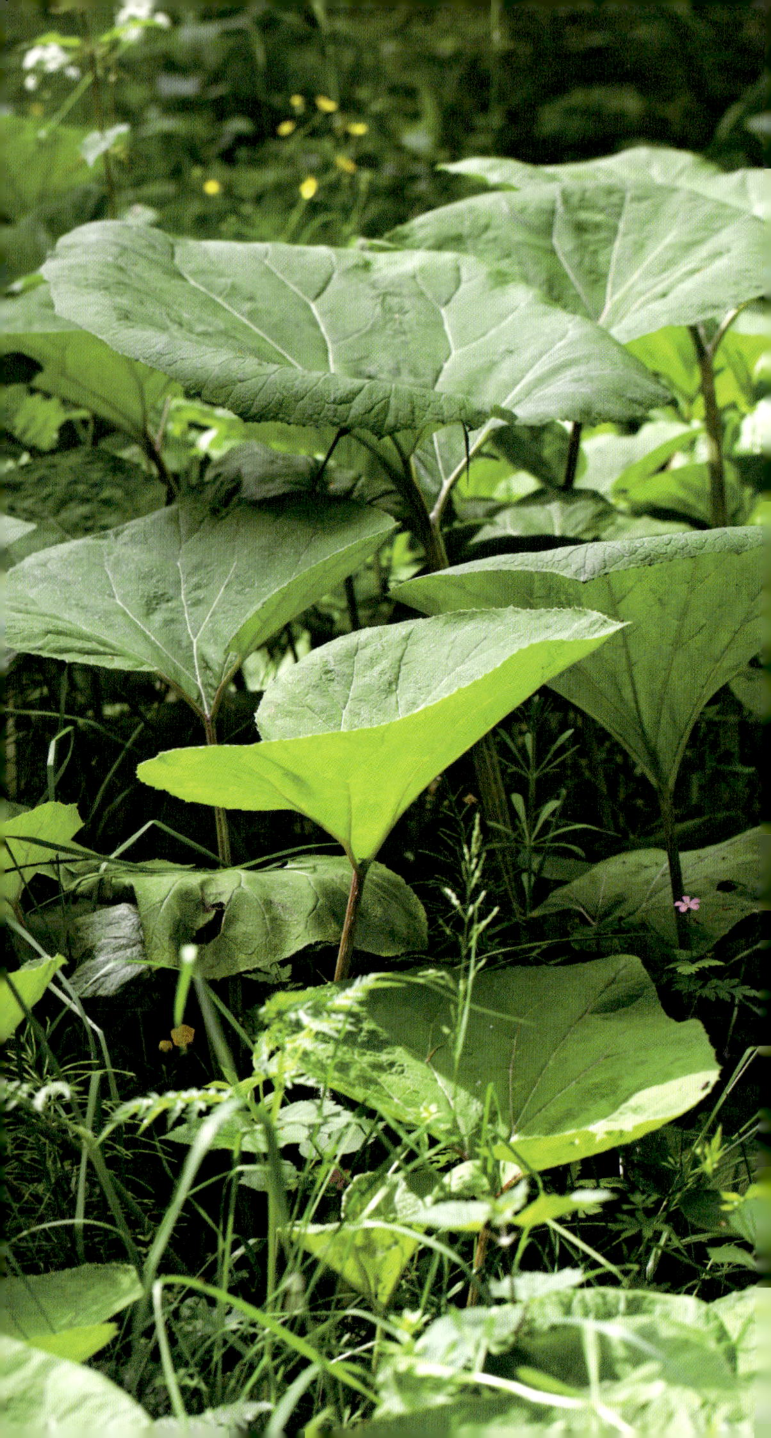

Grande pétasite

Dénomination : *Petasites hybridus*
Description : grande plante vivace duveteuse de 20 à 100 cm de hauteur, pousse en colonies ; **feuilles :** long pétiole, large, revers tomenteux ; **fleurs :** pourpre pâle, tubulées
Floraison : de mars à mai
Habitat : cours d'eau, forêts proches de cours d'eau, zones humides
Peut se confondre avec : pétasite blanc, feuilles : tussilage, inoffensifs

Que récolter, et quand ?

Les feuilles du pétasite apparaissent après la floraison. Vous pouvez les cueillir de mai à septembre, ou après en guise de capuche.

Premiers secours...

- **En cas de pieds écorchés et douloureux :** tapotez les feuilles et posez-les sur les zones du pied concernées.
- **En prévention des rhumes :** les feuilles de pétasite sont si larges qu'elles peuvent servir de capuche. Si un orage vous surprend, vous garderez ainsi la tête au sec et éviterez peut-être d'attraper un rhume.

Autres applications

- **En usage interne :** soigne migraine, encombrement des muqueuses, rhume ; antispasmodique, diurétique, favorise la transpiration, provoque les menstruations (ne pas consommer pendant la grossesse).
- **En usage externe :** irritations cutanées sévères.

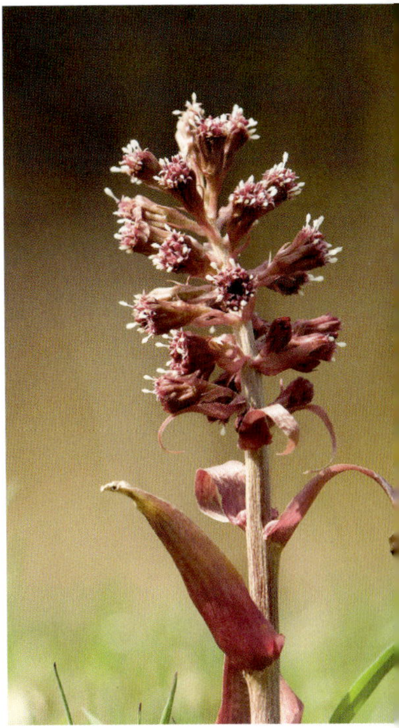

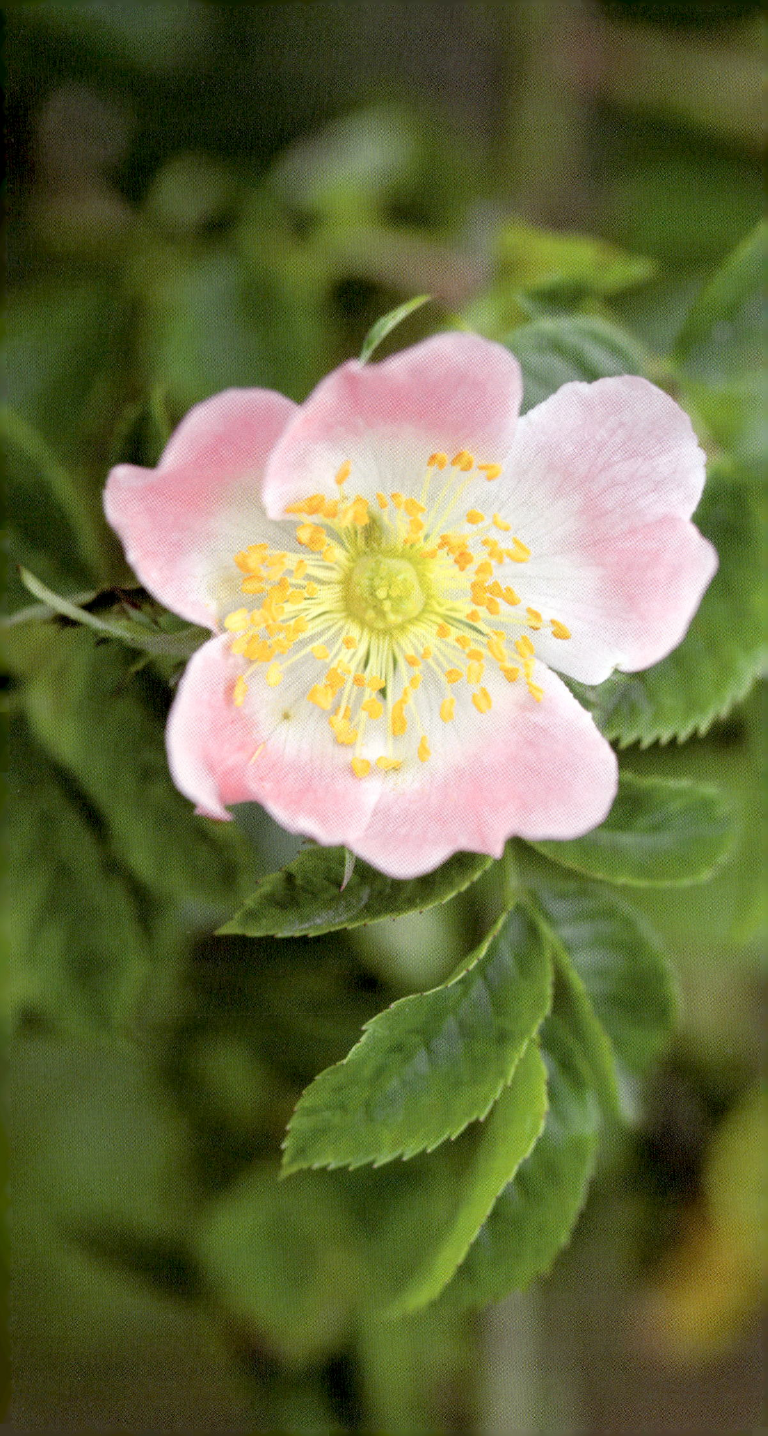

Églantier

Dénomination : églantier ou rosier des chiens, *Rosa canina*
Description : arbrisseau de 1,50 à 2 m de hauteur possédant des épines incurvées ; **feuilles :** pennées 2 à 3 fois, dentées ; **fleurs :** de 40 à 50 mm, roses, parfois blanches ; **fruits :** cynorhodons (églantines) rouges
Floraison : de juin à juillet
Habitat : haies, lisières des forêts, bordures des chemins, forêts de feuillus ou de conifères clairsemées
Peut se confondre avec : autres églantiers sauvages, inoffensifs

Que récolter, et quand ?

Ce sont les fleurs qui nous viennent en aide. Vous pouvez les cueillir généralement en juin et en juillet. Lorsque les roses de votre jardin fleurissent, vous pouvez également utiliser leurs pétales.

Premiers secours...

- **Pour les yeux fatigués et gonflés :** tapotez légèrement les pétales et posez-les sur les yeux.
- **En cas de brûlure légère :** tapotez légèrement les pétales ou bien mâchez-les doucement, puis posez-es sur la zone concernée.
- **En cas de lésion :** procédez de la même façon que pour les brûlures légères.

Autres applications

- **En usage interne :** stimule les défenses immunitaires et le métabolisme, en cas de troubles rénaux et urinaires, anti-inflammatoire, antispasmodique, apaisant.
- **En usage externe :** problèmes de peau, apaisant.

À déguster

La confiture d'églantines est certes difficile à préparer, mais elle est délicieuse. Les pétales peuvent servir en cuisine pour la décoration et pour la dégustation.

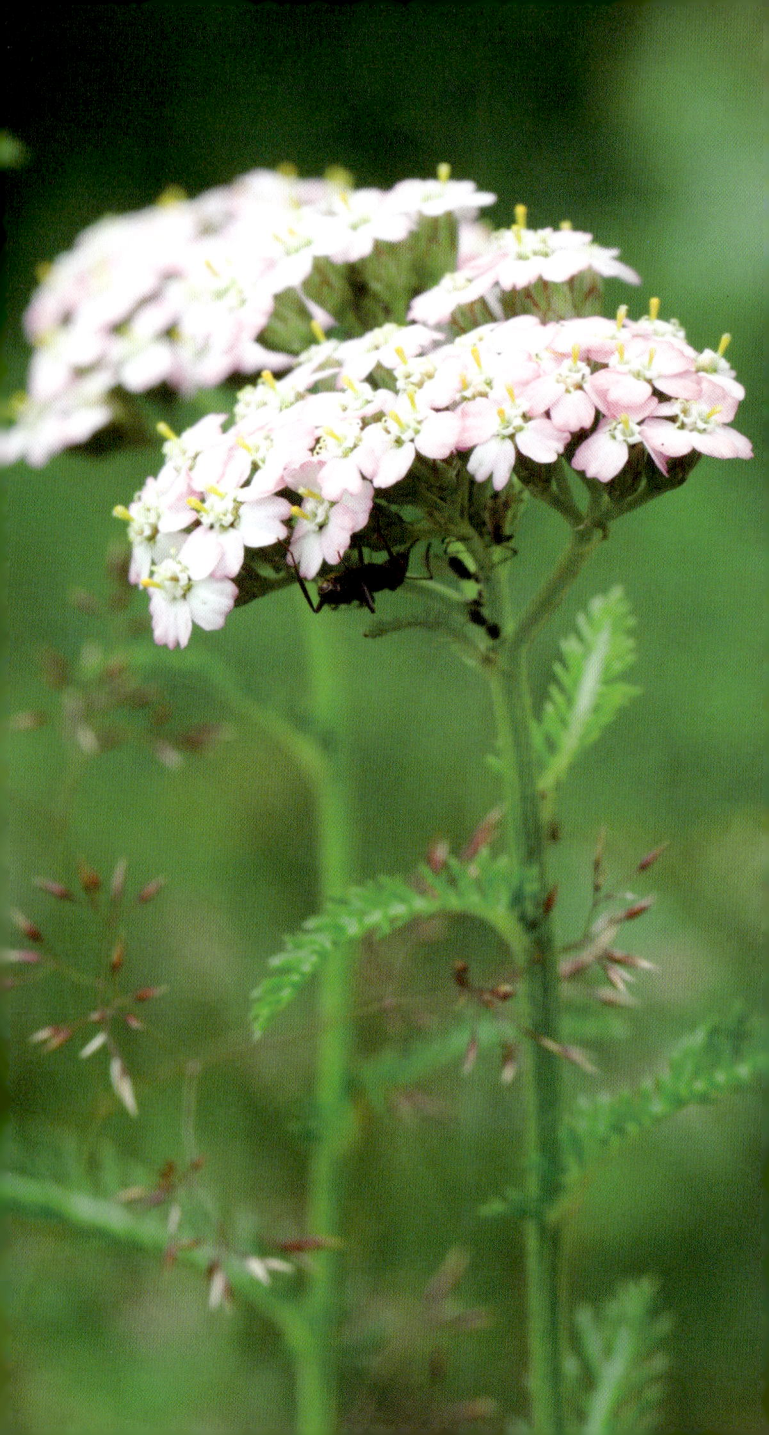

Achillée

Dénomination : achillée millefeuille, *Achillea millefolium*
Description : plante vivace de 20 à 40 cm de hauteur (parfois jusqu'à 70 cm) ; **feuilles :** doublement pennées (en rosette au printemps) ; **tige :** dure, unique ; **fleurs :** capitules organisés en corymbes
Floraison : de juin à septembre
Habitat : prairies, bordures des champs et des chemins, tout type de sol

Que récolter, et quand ?

Vous pouvez cueillir les toutes jeunes feuilles dès le mois d'avril et utiliser la plante entière jusqu'en septembre.

Premiers secours...

- **En cas de lésion :** écrasez ou mâchez les feuilles ou la plante, puis étalez sur la plaie. Le saignement cesse alors rapidement, la cicatrisation commence.
- **En cas de saignement de nez :** insérez la plante mâchée dans le nez, penchez un peu la tête en arrière pour que le suc de la plante parvienne à l'intérieur du nez.
- **En cas de maux de dents :** mâchez doucement les feuilles et les pétales de la plante à l'endroit de la dent douloureuse.

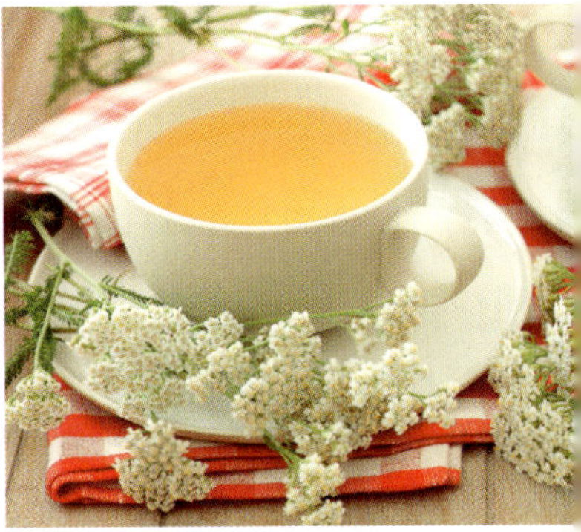

Autres applications

- **En usage interne :** douleurs gastriques, règles douloureuses ; antispasmodique, élimine les ballonnements, favorise la bile.
- **En usage externe :** ulcères, fistules, douleurs du bas-ventre, mycoses, hémorroïdes, renforcement des voies veineuses.

À déguster

Feuilles et fleurs s'utilisent comme épice aromatique.

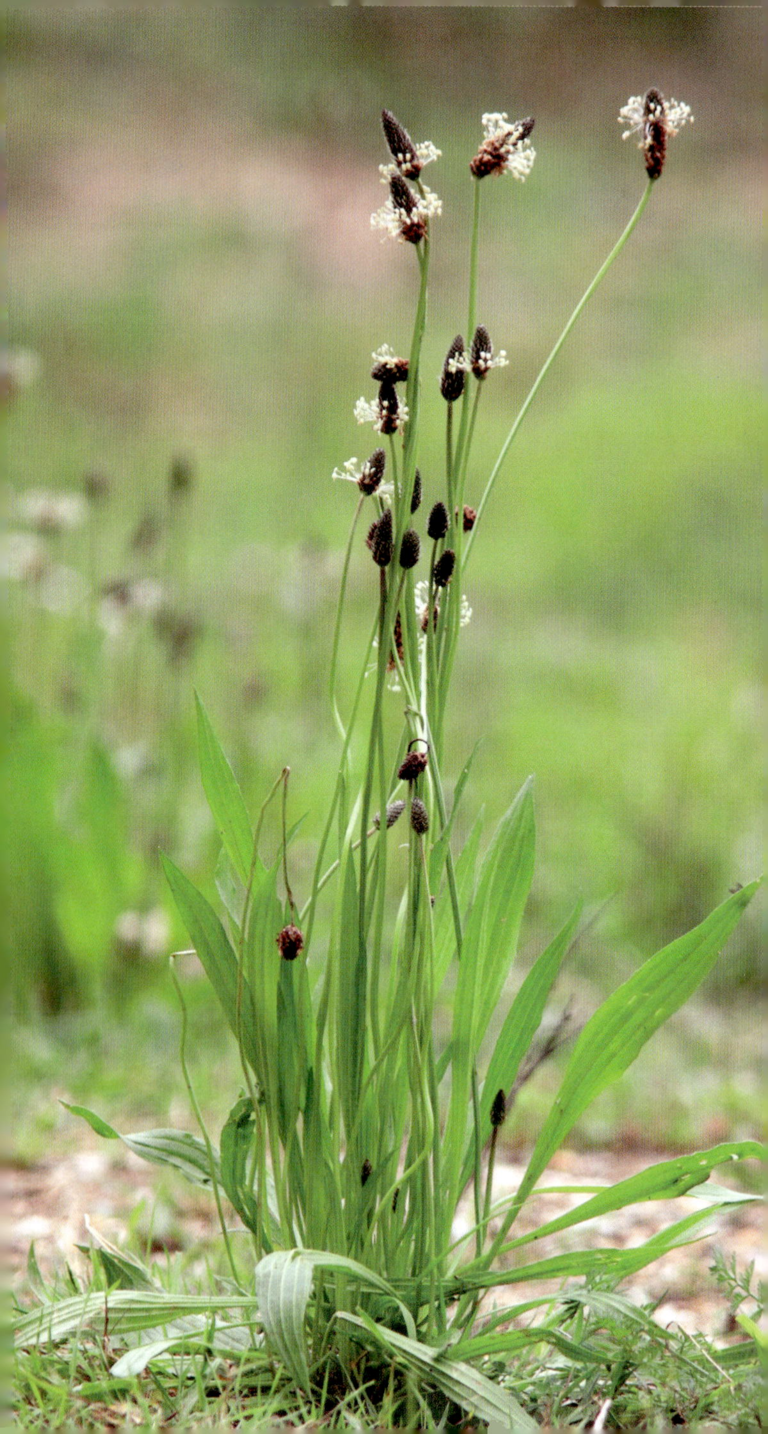

Plantain

Dénomination : *Plantago lanceolata*
Description : plante vivace de 5 à 50 cm, duveteuse à presque glabre ; **feuilles :** lancéolées, nervures bien marquées ; **fleurs :** 4 mm, brunes avec des anthères blanches regroupées en courts épis bruns, long pédoncule sillonné
Floraison : de mai à octobre
Habitat : bordures des chemins, sols riches en nutriments, prairies

Que récolter, et quand ?

Le plantain offre une grande disponibilité. Sa rosette résiste à l'hiver, on peut ainsi cueillir ses feuilles toute l'année. La concentration en substances actives est au plus haut entre avril et octobre, en l'absence de neige.

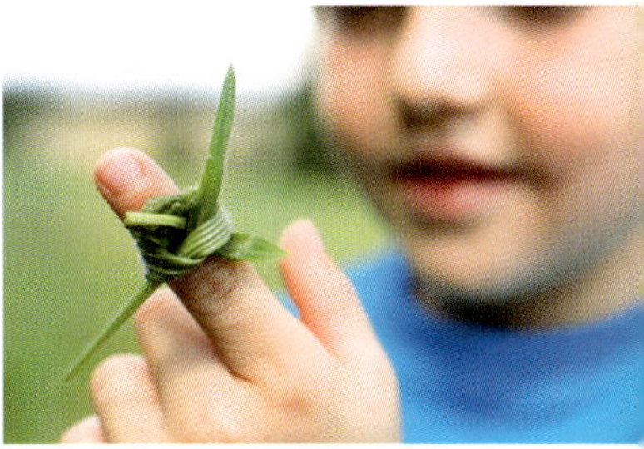

Premiers secours...

- **En cas de piqûre d'insecte :** le plantain est remarquablement efficace en cas de piqûre d'insectes de toute nature. Appliquez les feuilles écrasées ou mâchées directement sur la piqûre. Les démangeaisons cessent et le gonflement s'estompe.
- **En cas de lésion :** le plantain fait également des merveilles en cas de coupure, d'entaille, d'écorchure ou d'ampoules aux pieds.

Comme pour les piqûres d'insectes, écrasez ou mâchez les feuilles et appliquez-les sur la peau.

Autres applications

- **En usage interne :** toux, dépuratif, stimule les défenses immunitaires, anti-inflammatoire, troubles de la digestion, troubles urinaires.
- **En usage externe :** vésicatoire, apaisant, coup de soleil, eczéma, ampoules aux pieds, peau irritée.

À déguster

Le plantain est un délicieux légume sauvage au goût de champignon, notamment ses bourgeons.

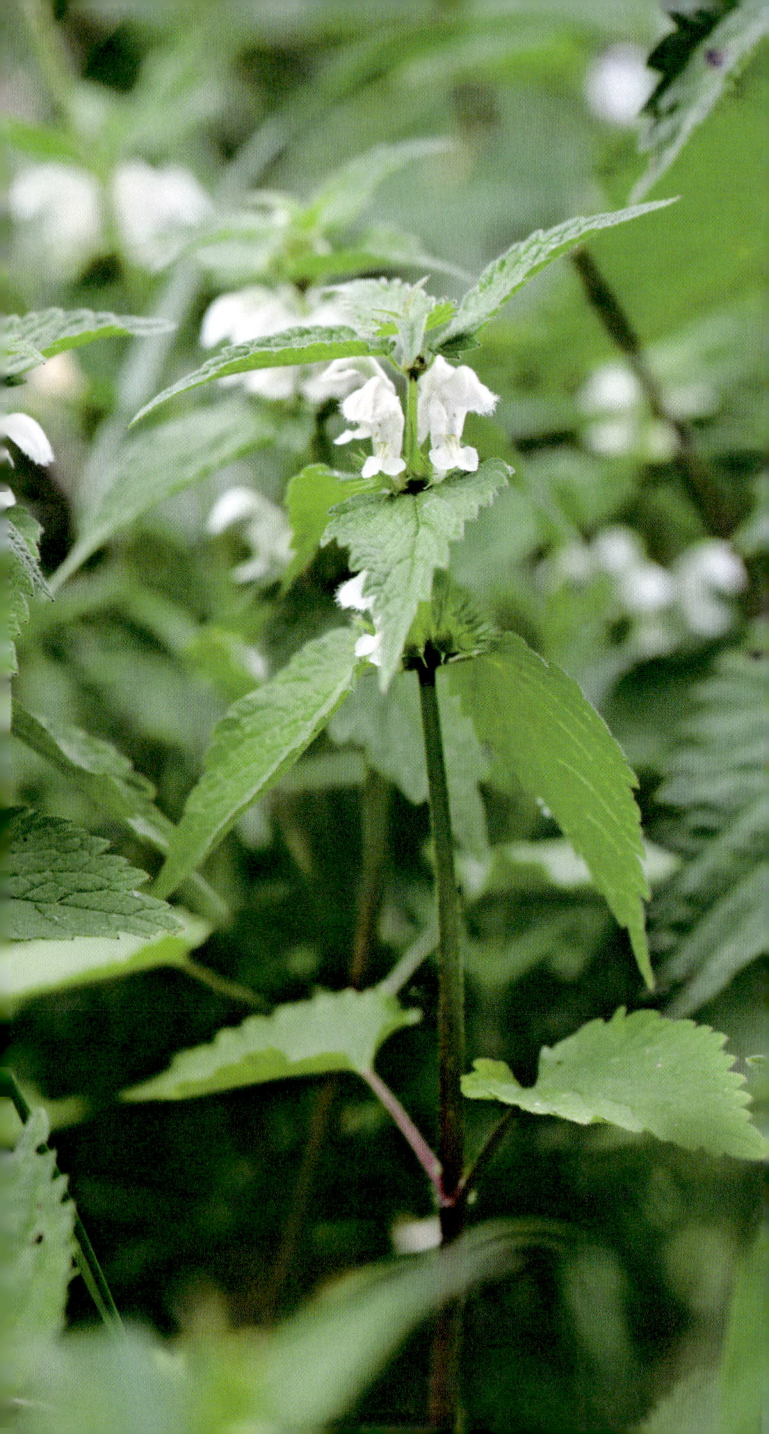

Lamier

Dénomination : lamier blanc, *Lamium album*
Description : plante vivace de 20 à 60 cm de hauteur, duveteuse ; **feuilles :** pétiolées, triangulaires ovoïdes, dentées ; **fleurs :** de 20 à 30 mm, blanches, lèvre supérieure concave
Floraison : d'avril à octobre
Habitat : bordure des chemins, buissons, décombres, fossés
Peut se confondre avec : autres variétés de lamier avant la floraison, inoffensives

Que récolter, et quand ?

Vous pouvez utiliser la plante d'avril à octobre. Choisissez de préférence de jeunes plantes, les feuilles doivent être d'un vert clair et luisant. Le lamier blanc peut bourgeonner plusieurs fois par an, notamment lorsqu'il est coupé de temps en temps.

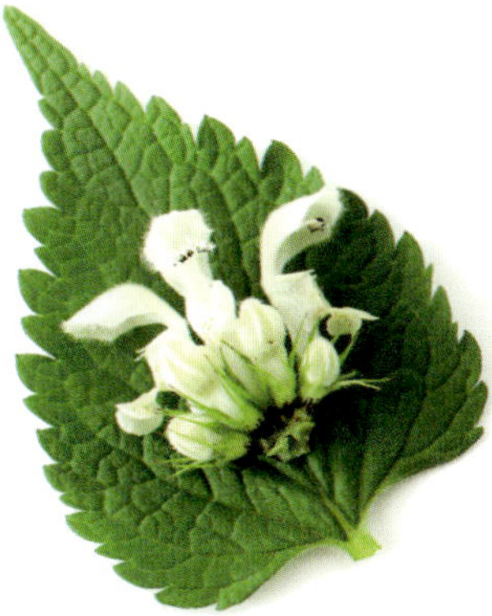

Premiers secours...

- **En cas d'égratignures :** pour les plaies superficielles mais étendues, mâchez si possible la plante et appliquez-la sur la blessure.
- **En cas de brûlure :** procédez comme pour les égratignures.
- **En cas d'écharde :** mâchez si possible la plante, appliquez sur la peau et maintenez par un bandage.

Autres applications

- **En usage interne :** fluidifiant, antispasmodique, troubles gastro-intestinaux, pertes blanches, troubles de la prostate.
- **En usage externe :** voir les cataplasmes pages 20-21.

À déguster

Les jeunes feuilles sont délicieuses pour agrémenter une salade, tandis que les fleurs constituent une charmante décoration.

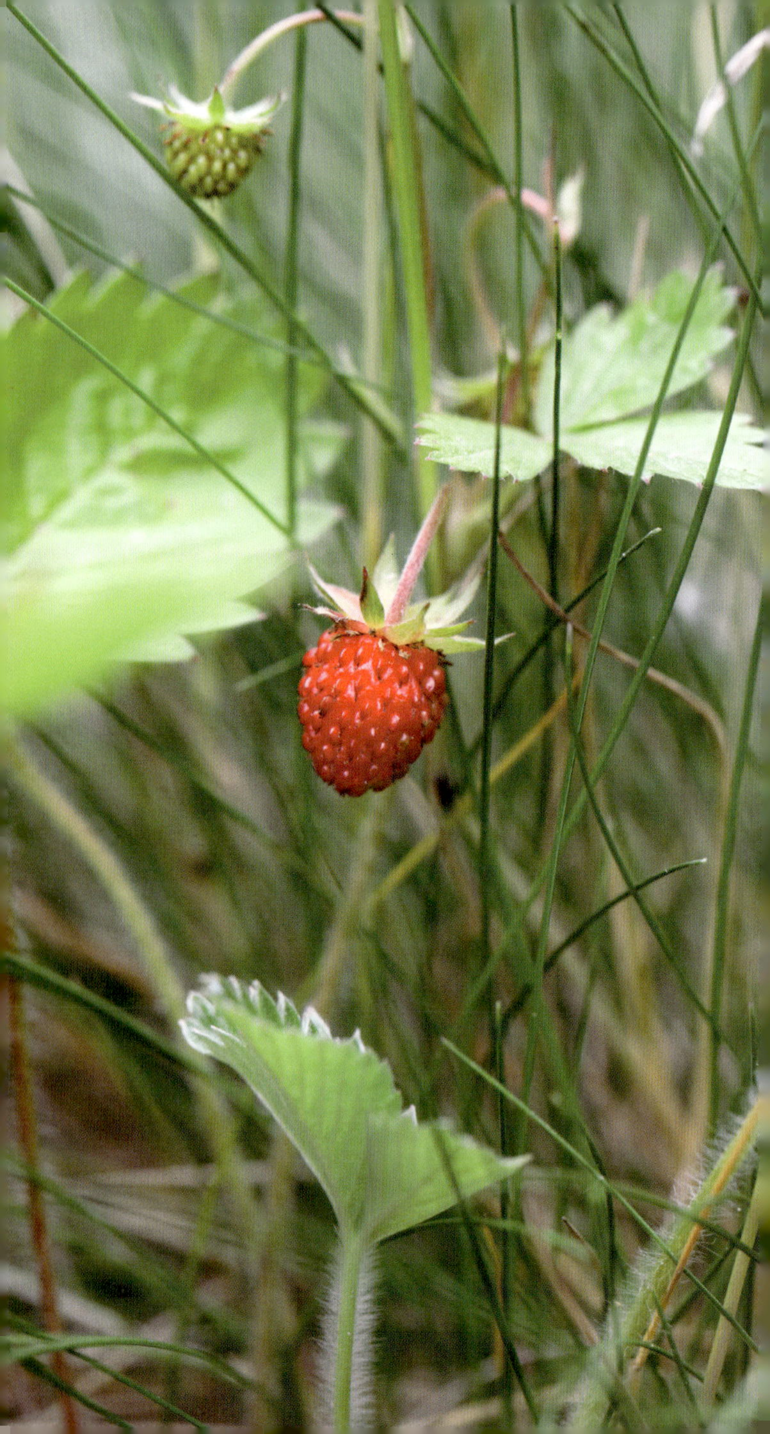

Fraise des bois

Dénomination : *Fragaria vesca*
Description : plante vivace de 8 à 15 cm de hauteur, formant des stolons ; **feuilles :** 3 folioles, revers duveteux soyeux ; **fleurs :** de 12 à 18 mm, blanches
Floraison : d'avril à juin
Habitat : lisière des bois, talus, coupes rases, bordure des chemins

Que récolter, et quand ?

Les fraises mûrissent généralement en juin et en juillet, mais vous pouvez bien entendu les cueillir plus tard.

Les feuilles peuvent être utilisées de mars à août, en cas de besoin jusqu'en octobre.

Premiers secours…

- **En cas de coup de soleil et d'inflammations :** même si cela peut paraître étrange d'appliquer sur la peau des fruits écrasés, les fraises apaiseront les coups de soleil et les zones irritées de la peau.
- **En cas de lésion :** les feuilles écrasées ou mâchées appliquées en compresses vous seront très utiles.
- **Confusion mentale :** une ancienne recette recommande de maintenir des feuilles de fraisier autour la tête en cas de troubles mentaux.

Autres applications

- **En usage interne :** douleurs gastro-intestinales, inflammation des muqueuses, règles douloureuses, tonique nerveux.
- **En usage externe :** ulcères, hémorroïdes, inflammation des muqueuses.

À déguster

Inutile de rappeler que les fraises des bois sont un véritable délice…

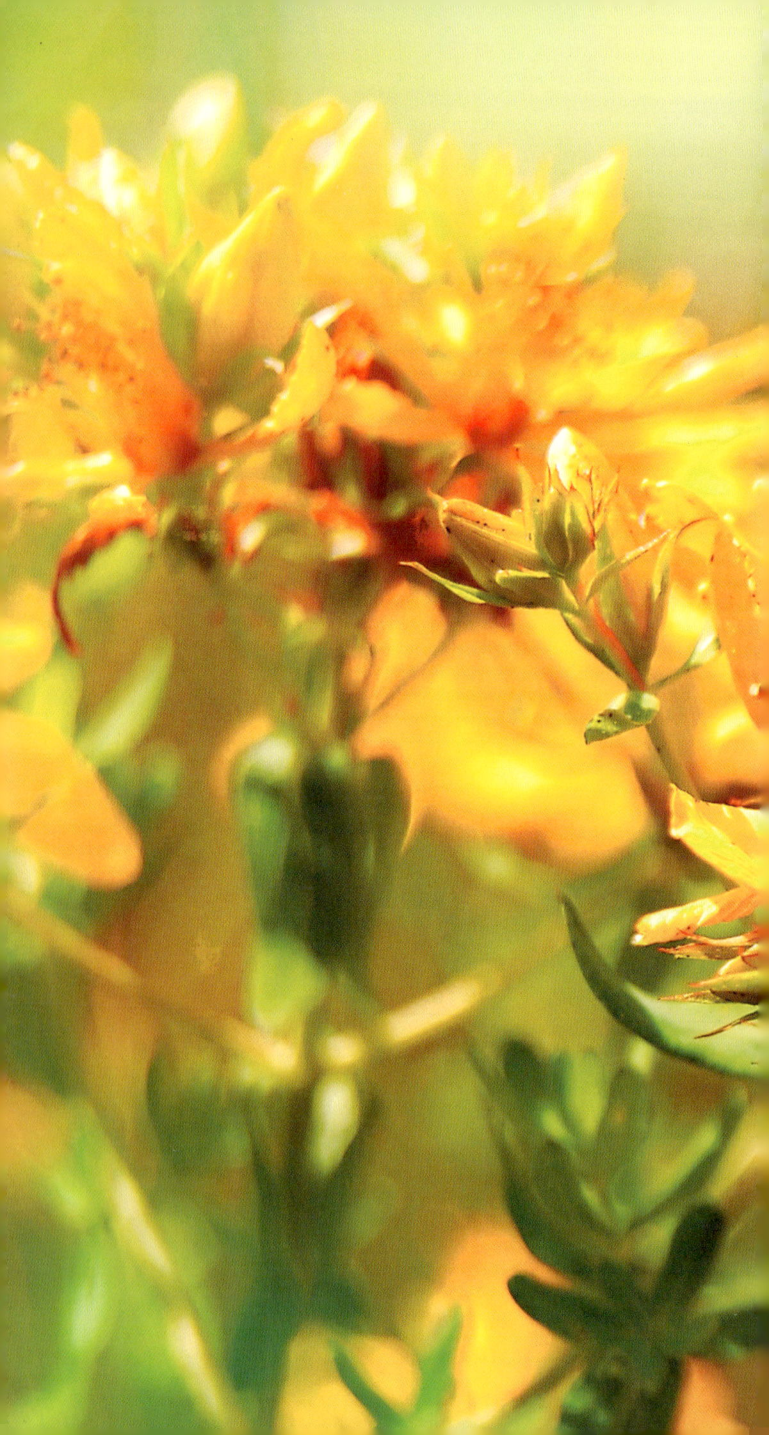

Lorsque le corps fait mal

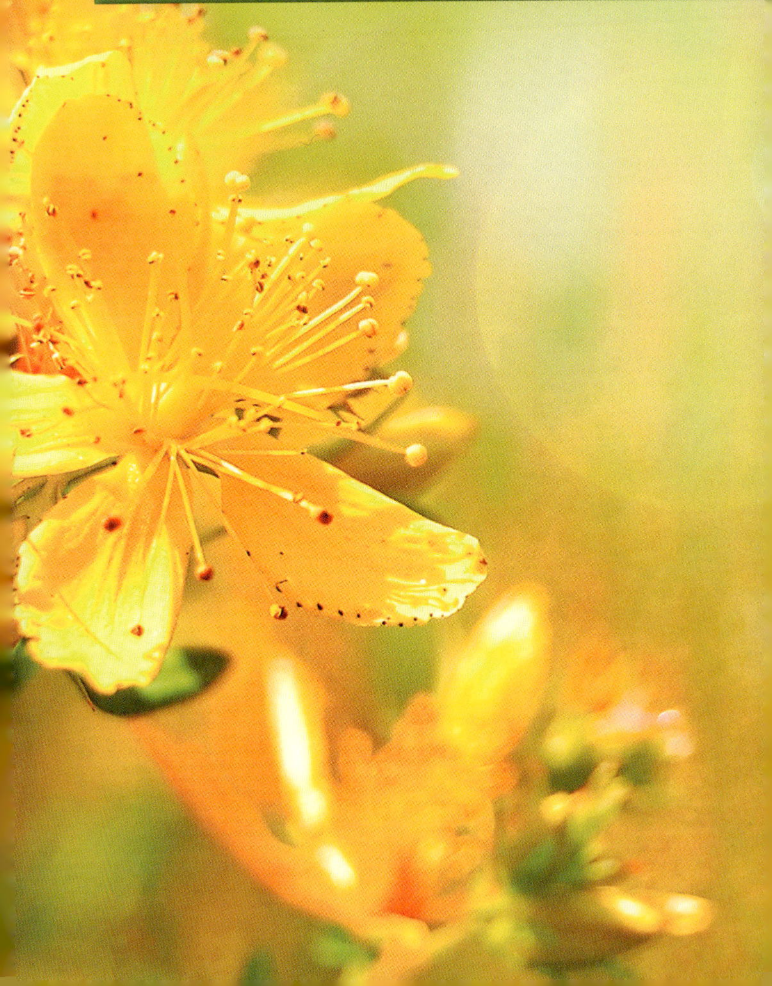

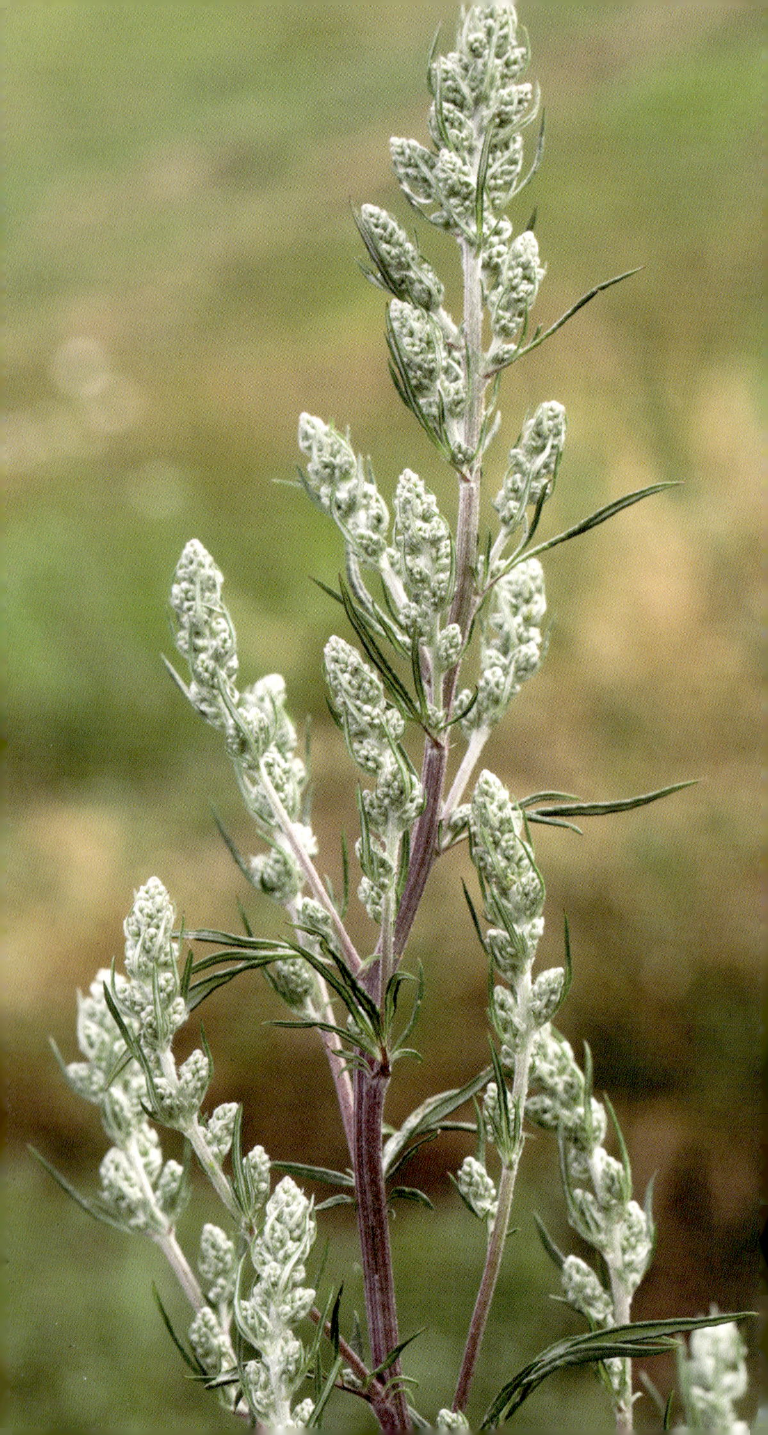

Armoise

Dénomination : *Artemisia vulgaris*
Description : plante pluriannuelle de 1 à 1,50 m de hauteur ; **tige :** brune à rouge-brun, dure, ramifiée ; **feuilles :** pennées simplement ou doublement, formant une pointe, avers lisse vert foncé, revers tomenteux ; **fleurs :** petites, ovoïdes, tomenteuses, à capitule jaune à rouge-brun
Floraison : de juillet à septembre
Habitat : bordure des chemins, carrières, voies de chemin de fer, talus
Peut se confondre avec : autres variétés d'armoise, inoffensives

Que récolter, et quand ?

Dès le mois de mai ou de juin, les feuilles de l'armoise sont assez larges pour servir de semelles dans les chaussures. Vous pouvez les cueillir jusqu'à fin septembre pour cet usage.

Premiers secours…

- **Pour les pieds fatigués :** lorsque vos pieds commencent à vous faire souffrir lors d'une longue randonnée, vous pouvez glisser des feuilles d'armoise sous la plante de vos pieds, dans vos chaussettes. C'est également intéressant en prévention, avant de partir. Les feuilles ravivent les pieds fatigués.
- **Protection contre les insectes :** pour éloigner les moustiques, frottez simplement la plante sur votre peau.

Autres applications

- **En usage interne :** favorise la digestion, élimine les ballonnements, action dépurative, antispasmodique, réchauffante, rhume, règles douloureuses, favorise les contractions utérines (par conséquent ne pas utiliser pendant la grossesse).
- **En usage externe :** favorise l'irrigation sanguine, antispasmodique.

À déguster

L'armoise aromatise remarquablement les mets grillés, notamment la volaille.

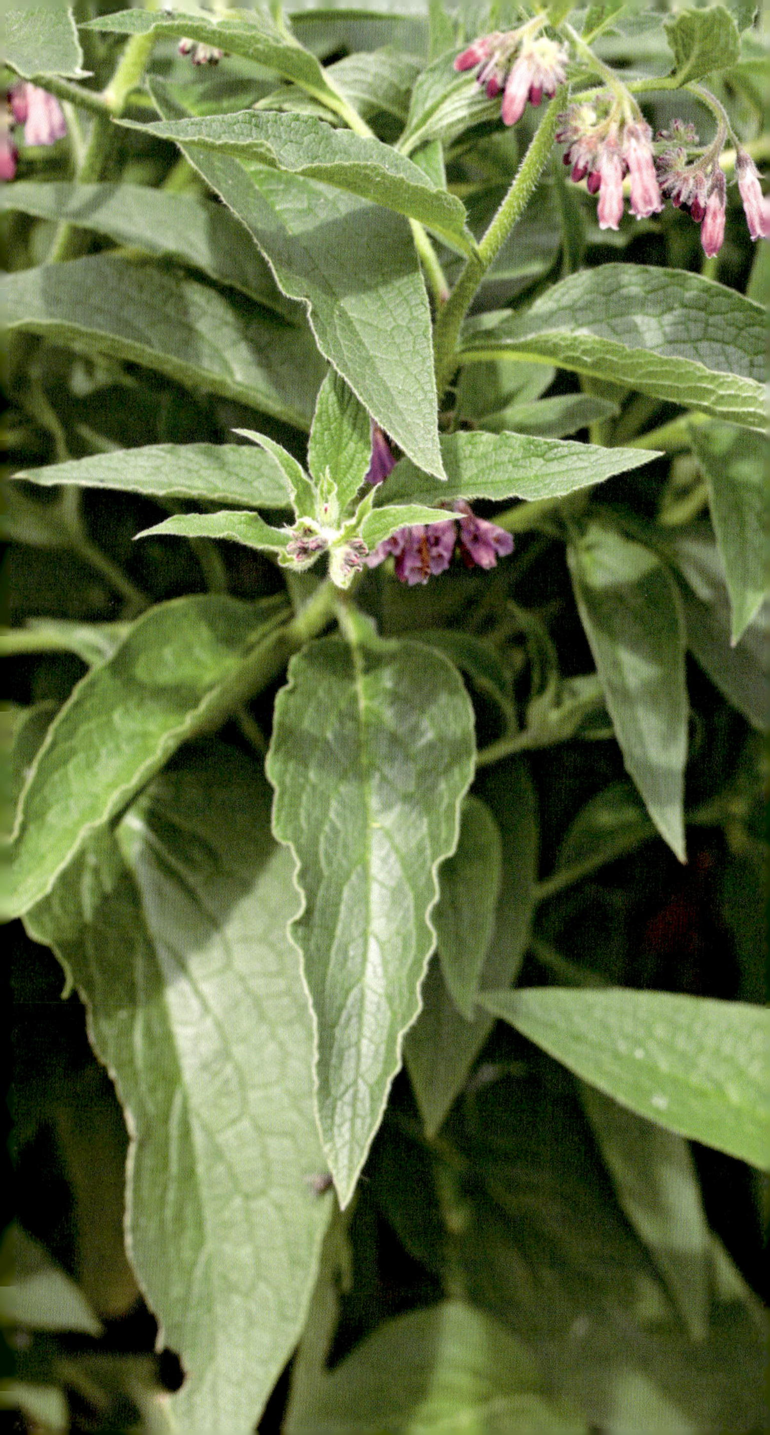

Consoude

DÉNOMINATION : *Symphytum officinale*
DESCRIPTION : plante vivace de 30 à 100 cm de hauteur ; **feuilles :** duveteuses, larges, lancéolées, forment des paires ailées sur ses tiges florifères ; **fleurs :** 15 mm, rouge-violet, blanc jaunâtre, en forme de clochette avec une longue corolle
FLORAISON : de juin à août
HABITAT : zones humides, forêts proches de cours d'eau et marécageuses, sols argileux, limoneux, riches en nutriments

QUE RÉCOLTER, ET QUAND ?

On récolte idéalement les racines, si possible au printemps ou à l'automne. Vous pouvez également cueillir les feuilles d'avril à octobre. Elles comportent un peu moins de substances actives que les racines, mais constituent tout de même un excellent remède.

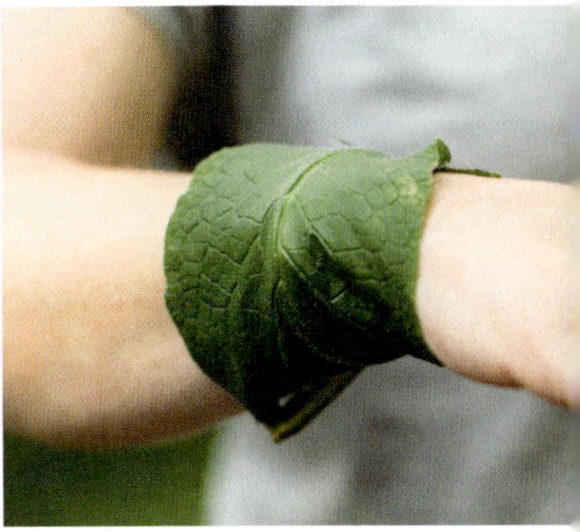

PREMIERS SECOURS...

- **En cas de blessures musculo-squelettiques :** contusions, ecchymoses, heurts, hématomes, contractions musculaires, membres fatigués : appliquez sur la zone concernée soit la racine visqueuse écrasée, soit les feuilles pilées ou mâchées, maintenez à l'aide d'un morceau de tissu ou d'une grande feuille de consoude.

AUTRES APPLICATIONS

- **En usage interne :** en cas de blessures internes, pleurésie, toux, usure articulaire.
- **En usage externe :** voir les cataplasmes pages 20-21.

À DÉGUSTER

Les jeunes feuilles remplacent parfaitement les épinards, elles possèdent une teneur élevée en sels minéraux et en vitamines.

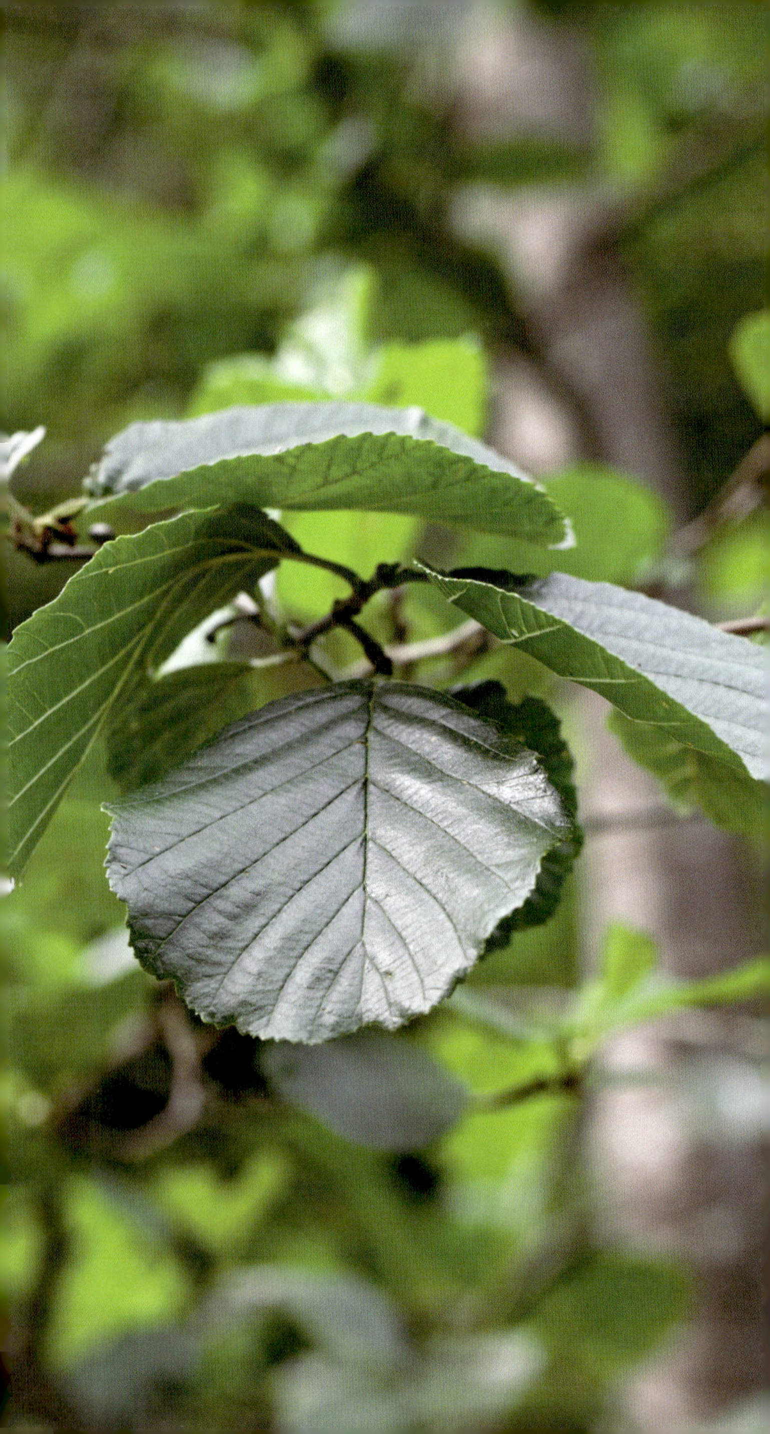

Aulne

Dénomination : aulne glutineux, *Alnus glutinosa*
Description : arbre pouvant atteindre 30 m de hauteur ; **écorce :** d'abord lisse et brunâtre, puis écailleuse avec des crevasses longitudinales ; **feuilles :** ovoïdes alternes, échancrure au sommet ; **fleurs :** femelles : petits chatons avec rainure rougeâtre ; mâles : longs chatons pendants jaune brunâtre
Floraison : de mars à avril
Habitat : berges, marécages

Que récolter, et quand ?

Cueillez les feuilles d'aulne de préférence de juin à septembre.

Premiers secours...

- **Pour les pieds fatigués :** lorsque vos pieds commencent à fatiguer en randonnée, glissez des feuilles d'aulne sous la plante des pieds, dans vos chaussettes. Elles auront un effet rafraîchissant et vivifiant.
- **Boursouflures :** les feuilles pilées sont précieuses en cas de gonflement. Maintenez les feuilles sur la zone concernée à l'aide d'un morceau de tissu ou éventuellement d'une feuille de patience, ou d'une autre feuille suffisamment large, nouez avec un long brin d'herbe. Essayez de protéger la zone endolorie, car ce bandage improvisé peut facilement glisser.

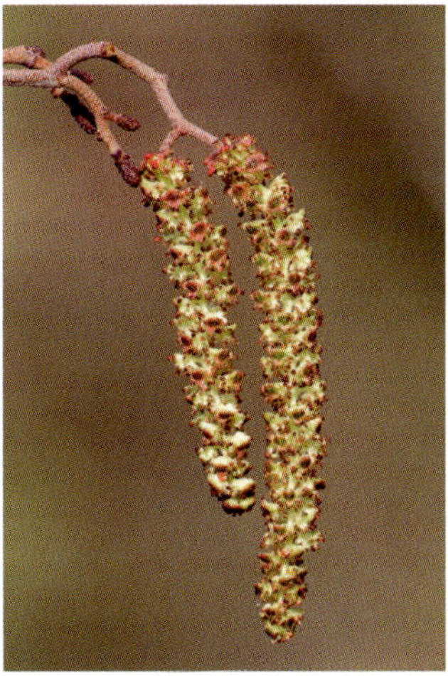

Autres applications

- **En usage interne :** antipyrétique, anti-inflammatoire, maux de gorge.
- **En usage externe :** En cas d'irritations, d'éruptions cutanées, de plaies purulentes.

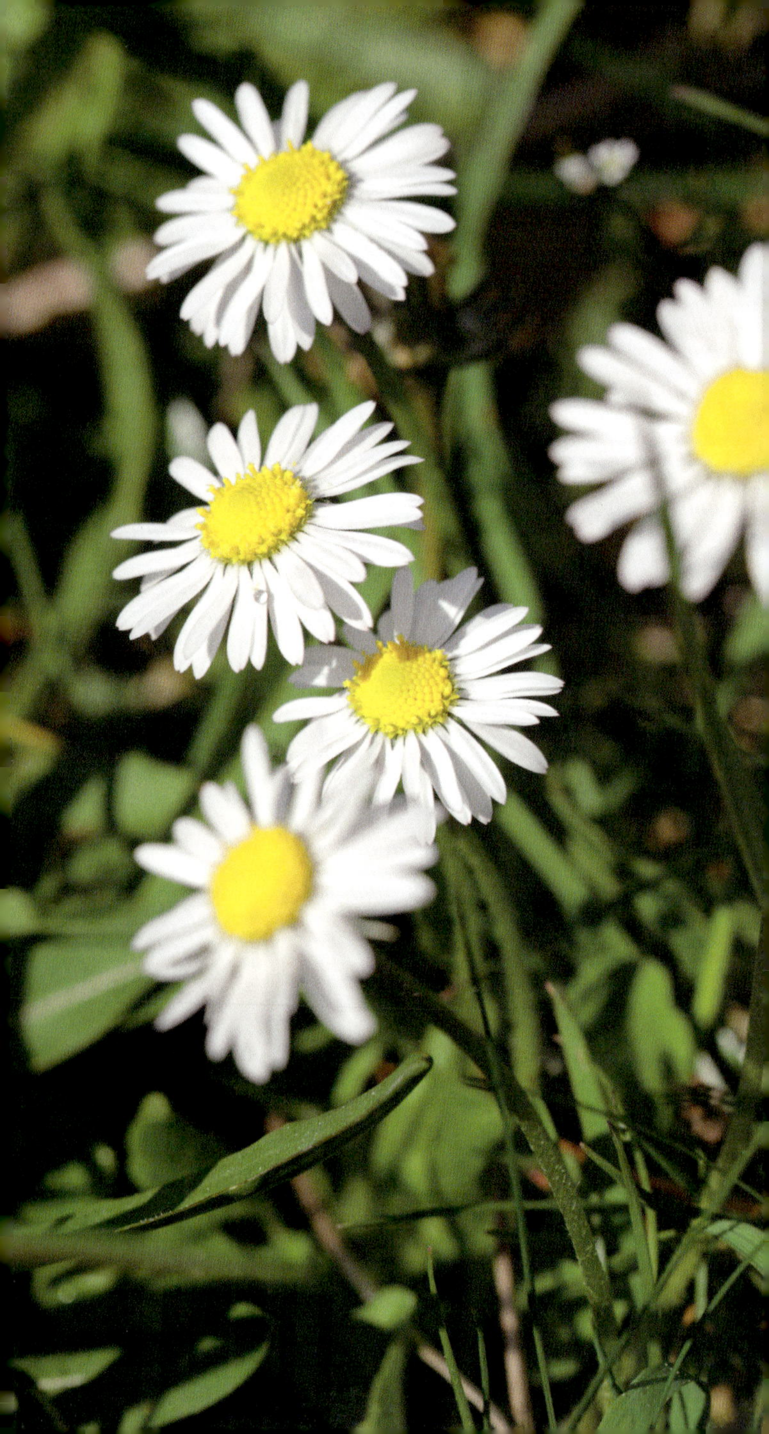

Pâquerette

Dénomination : *Bellis perennis*
Description : plante vivace de 2 à 15 cm de hauteur ; **feuilles :** en rosette, spatulées, crénelées ; **fleurs :** sur une tige duveteuse unique, pétales ligulés blancs, tirant parfois sur le rose, fleurs tubulées jaunes
Floraison : de mars à novembre (parfois toute l'année)
Habitat : prairies, zones herbeuses, pelouses

Que récolter, et quand ?

Vous pouvez utiliser la plante fleurie en toute saison. Elle est la plus efficace de mai à septembre, lorsque le soleil est assez haut pour réchauffer le sol – et nous autres humains également.

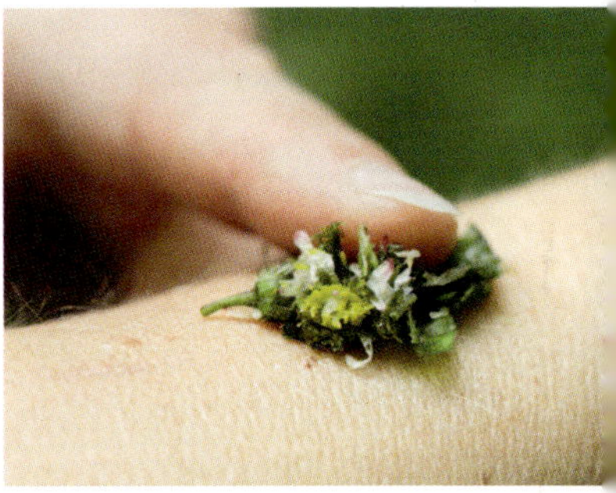

Premiers secours…

- **Ecchymoses (« bleus ») :** écrasez ou mâchez la plante, appliquez sur la zone endolorie et maintenez par un bandage.
- **Entorses et élongations :** écrasez ou mâchez la plante, appliquez sur la zone concernée et massez doucement.
- **En cas de piqûres d'insecte :** là encore, écrasez ou mâchez la plante, appliquez sur la piqûre. La petite fleur des champs apaisera rapidement les démangeaisons et les boursouflures.

Autres applications

- **En usage interne :** stimule l'appétit et le métabolisme, en cas de croûtes de lait, de toux.
- **En usage externe :** croûtes de lait, problèmes de peau chroniques, démangeaisons.

À déguster

Vous pouvez conserver les bourgeons en guise de fausses câpres et les fleurs épanouies pour décorer vos plats.

En forme au printemps

Chacun ou presque ressent cette fameuse « fatigue printanière » : on n'arrive pas à se mettre en route, on a l'impression qu'il va falloir décrasser son corps. Aucun problème grâce à nos plantes sauvages. Les plantes présentées ci-après peuvent se déguster en infusion ou en smoothie, ou encore en salade, en pesto ou dans une soupe.

Herbe aux goutteux (égopode podagraire)

L'herbe aux goutteux est revitalisante, diurétique, elle favorise l'élimination de l'acide urique.

Ortie

L'ortie est revitalisante. Elle stimule la fonction rénale et favorise l'élimination des toxines.

Pissenlit

Le pissenlit renforce le foie et favorise la production de bile, qui contribue à évacuer les toxines acheminées dans le foie. Il est en outre diurétique et nettoie les reins.

Mouron des oiseaux

Le mouron des oiseaux revigore le foie et fournit de nombreux oligo-éléments.

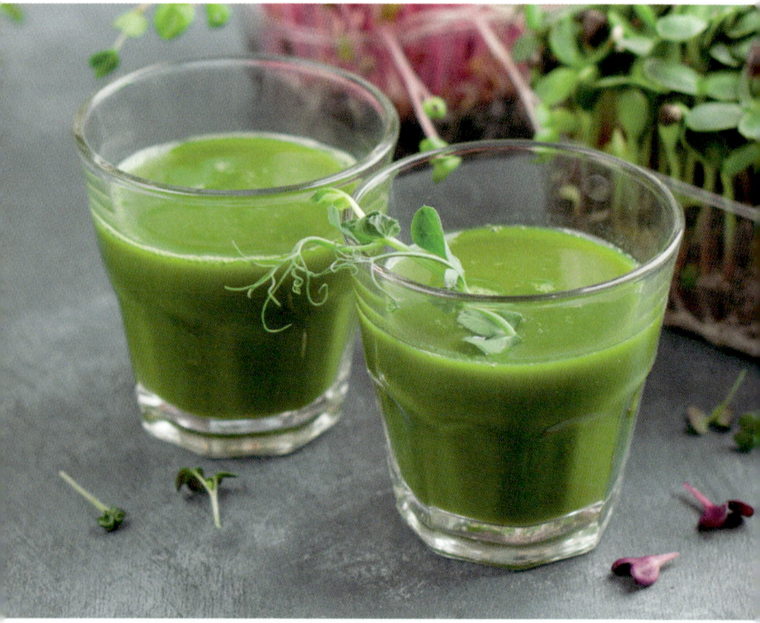

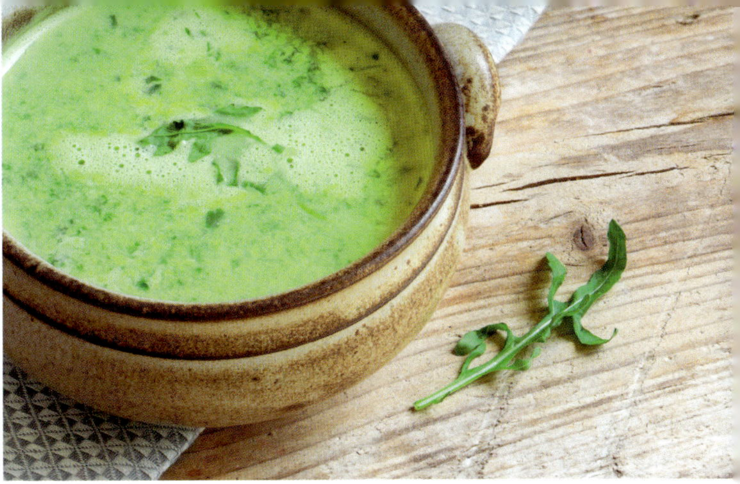

Lierre terrestre

Le lierre terrestre est diurétique, stimule le foie et contribue à éliminer les métaux lourds de l'organisme. Il tonifie en outre le cœur et le système immunitaire.

Recettes

• Infusions

Mélangez les plantes en parts égales à raison de 2 cuillères à soupe de plantes séchées (deux fois plus pour les plantes fraîches) et d'un litre d'eau bouillante, buvez de 1 à 2 litres par jour de cette infusion et beaucoup d'eau en plus.

• Pesto

Prenez une petite poignée d'herbes fraîches. Recouvrez d'huile d'olive, éventuellement de sel. Ce pesto accompagnera les pâtes ou pourra être étalé sur des tartines de pain.

• Soupe pour 2 personnes

Cueillez deux bonnes poignées de plantes fraîches, coupez-les en petits morceaux. Faites-les bouillir dans de l'eau un instant, ajoutez un peu de crème et du bouillon, mixez. Votre velouté aux plantes sauvages est prêt.

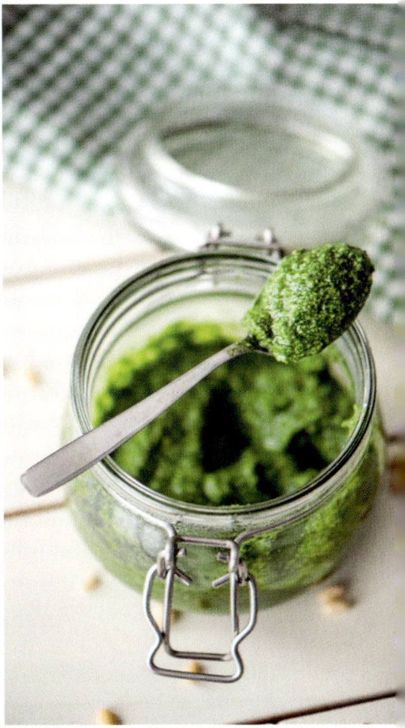

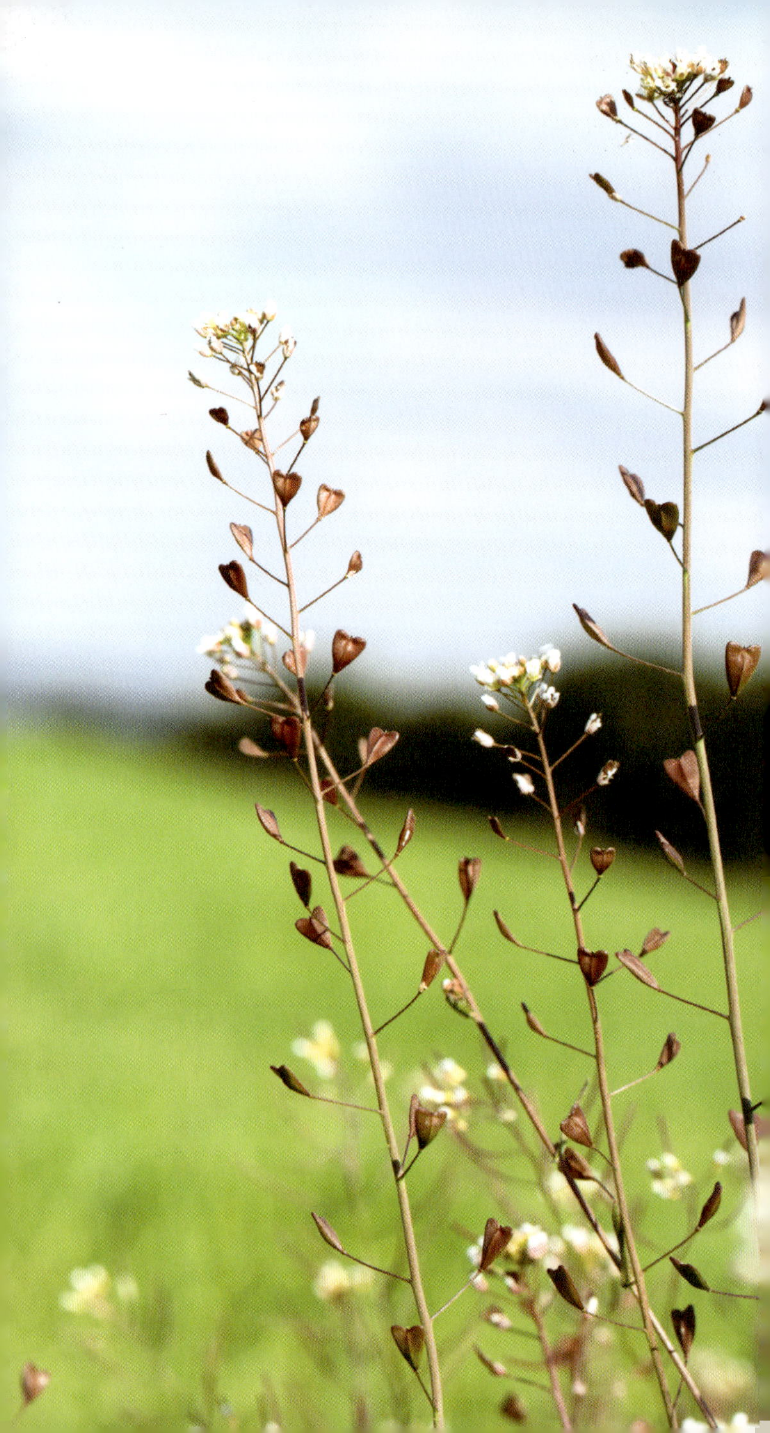

Bourse-à-pasteur

DÉNOMINATION : *Capsella bursa-pastoris*
DESCRIPTION : plante annuelle ou bisannuelle de 20 à 40 cm de hauteur, généralement duveteuse ; **feuilles :** en rosette, dentées ou pennatifides ; **fleurs :** de 2 à 4 cm, blanches ; **fruits :** silicules alternes en forme de cœur
FLORAISON : de mars à octobre
HABITAT : champs, jardins, sentiers, décombres
PEUT SE CONFONDRE AVEC : tabouret des champs, *Teesdalia*, inoffensifs

QUE RÉCOLTER, ET QUAND ?

Vous pouvez cueillir et utiliser la plante de mai à septembre.

PREMIERS SECOURS…

- **Hématomes et ecchymoses :** écrasez ou mâchez la plante et maintenez-la à l'aide d'un bandage sur les zones endolories.
- **En cas de lésion :** là encore, appliquez la plante écrasée ou mâchée sur la plaie. Le saignement cessera rapidement.
- **En cas de saignement de nez :** insérez dans le nez la plante finement pilée et penchez légèrement la tête vers l'arrière pour que le suc de la plante parvienne à l'intérieur du nez.

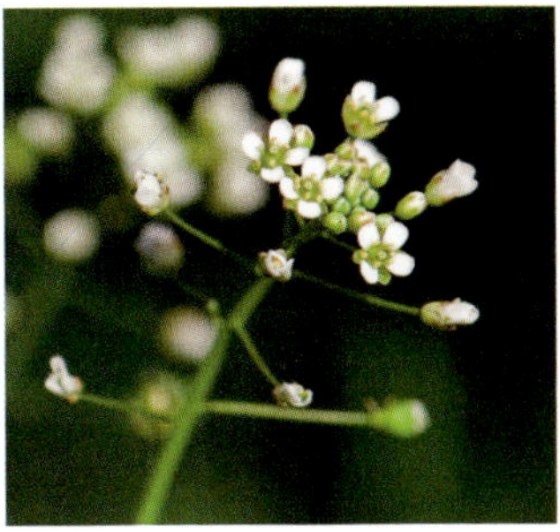

AUTRES APPLICATIONS

- **En usage interne :** en cas de règles abondantes et de troubles de la ménopause, régulateur sanguin, drainant, favorise les contractions utérines (par conséquent à ne pas utiliser pendant la grossesse).
- **En usage externe :** hémorroïdes, hernie inguinale.

À DÉGUSTER

Les jolies petites silicules en forme de cœur agrémenteront vos tartines et vos salades de leur saveur de noisette.

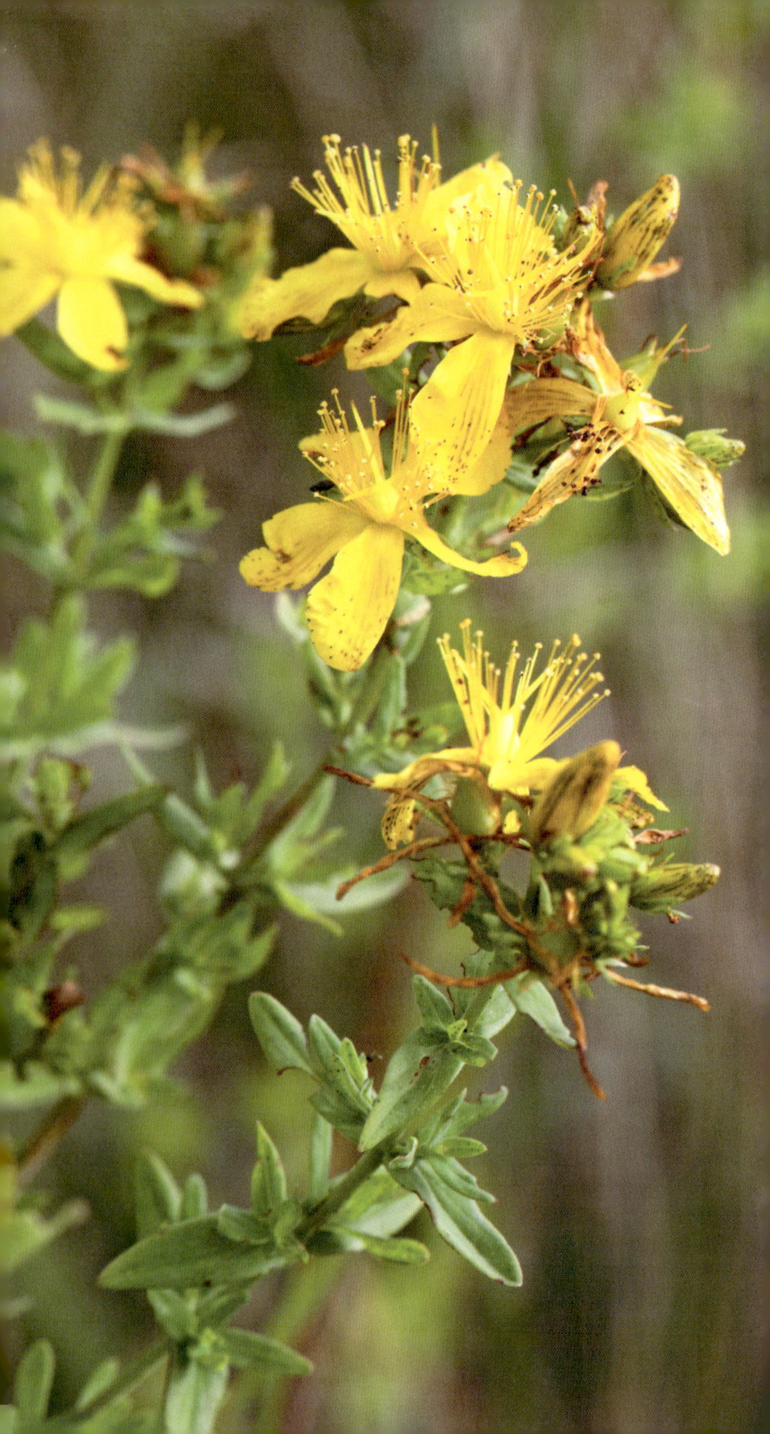

Millepertuis

Dénomination : millepertuis perforé, *Hypericum perforatum*
Description : plante vivace de 30 à 60 cm de hauteur ; **tige :** deux lignes saillantes ; **feuilles :** ovoïdes avec poches sécrétrices parsemées de points ; **fleurs :** 20 mm, jaunes avec de petits points noirs
Floraison : de juin à septembre
Habitat : pelouses maigres, prairies, friches, bordure des chemins, berges, talus
Peut se confondre avec : autres variétés de millepertuis, inoffensives

Que récolter, et quand ?

Utilisez de préférence les bourgeons des fleurs de juin à septembre, la plante et les pétales sont également précieux. Pour soigner une plaie, les capsules encore jeunes sont les plus efficaces.

Premiers secours...

- **Névralgie :** frottez des morceaux de plante sur les zones endolories et évitez l'ensoleillement direct sur ces parties.
- **Coup de soleil et brûlures :** écrasez légèrement des morceaux de plante entre les doigts, appliquez ensuite sur la brûlure et protégez la zone concernée du soleil.
- **En cas de lésion :** appliquez la plante écrasée ou mâchée.

Autres applications

- **En usage interne :** antidépresseur, favorise l'endormissement, antimicrobien, en cas de toux sèche, anti-inflammatoire, tonifie le système circulatoire, favorise la guérison.
- **En usage externe :** action cicatrisante, névralgies, rhumatismes, zona.

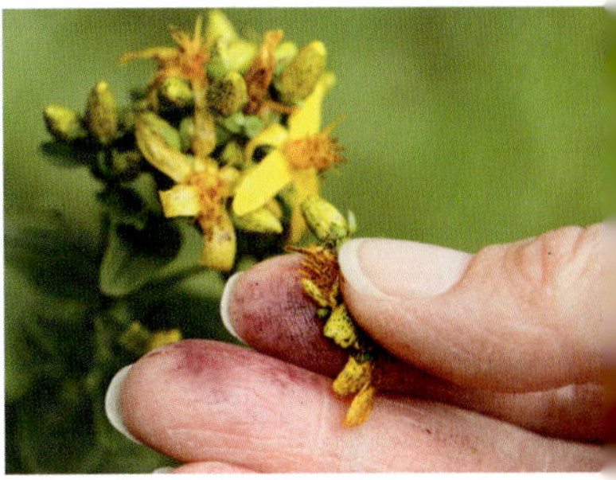

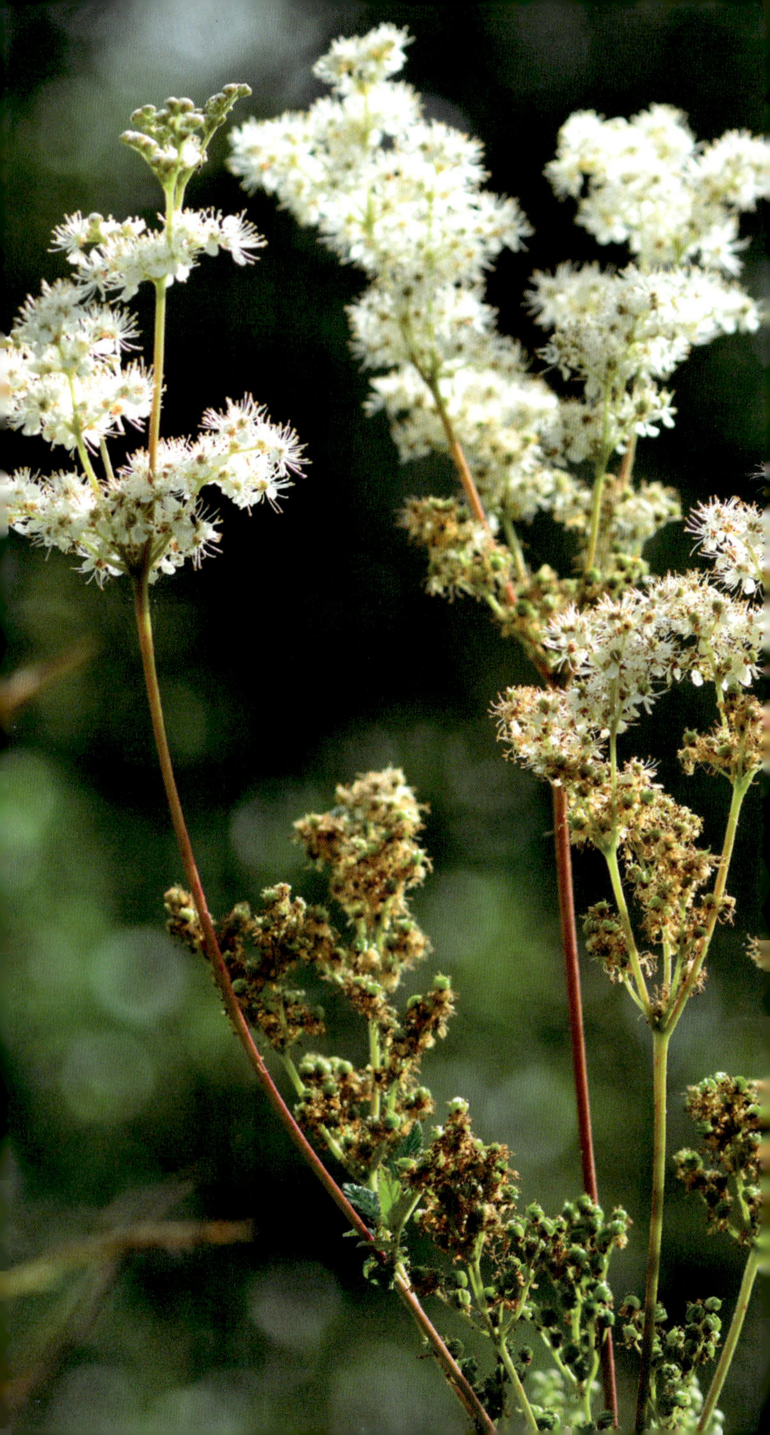

Reine-des-prés

Dénomination : reine-des-prés, *Filipendula ulmaria*
Description : plante vivace de 20 à 150 cm de hauteur ; **tige :** rouge ; **feuilles :** imparipennées ; **fleurs :** blanches, de 5 à 10 mm
Floraison : de juillet à septembre
Habitat : berges, zones humides, forêts proches de cours d'eau

Que récolter, et quand ?

Vous pouvez cueillir les feuilles de la reine-des-prés de mai à septembre, en faisant attention aux parasites, fréquents les années pluvieuses. Les racines sont particulièrement efficaces au printemps et à l'automne, elles agissent cependant toute l'année.

Premiers secours…

• **Maux de dents :** la racine est alors précieuse. En cas de mauvaise haleine, de maux de dents ou pour désinfecter la bouche, il suffit de mâcher la racine nettoyée et de garder le suc en bouche le plus longtemps possible. Le goût de cette racine rappelle celui d'un chewing-gum ou d'un dentifrice pour enfant.

• **En cas de lésion :** les feuilles de la reine-des-prés sont efficaces en cas de plaie par entaille ou par coupure. Mâchez-les de préférence et écrasez-les si elles vous semblent trop amères, trop riches en tanins. Appliquez-les sur la blessure.

Autres applications

• **En usage interne :** favorise la transpiration, apaise la douleur, anti-inflammatoire, maux de tête, goutte et problèmes de digestion.
• **En usage externe :** apaise les douleurs de la goutte et de l'arthrite.

À déguster

Jus de pomme aux fleurs : faites macérer deux ou trois branches fleuries de reine-des-prés dans un litre de jus de pomme pendant 2 heures.

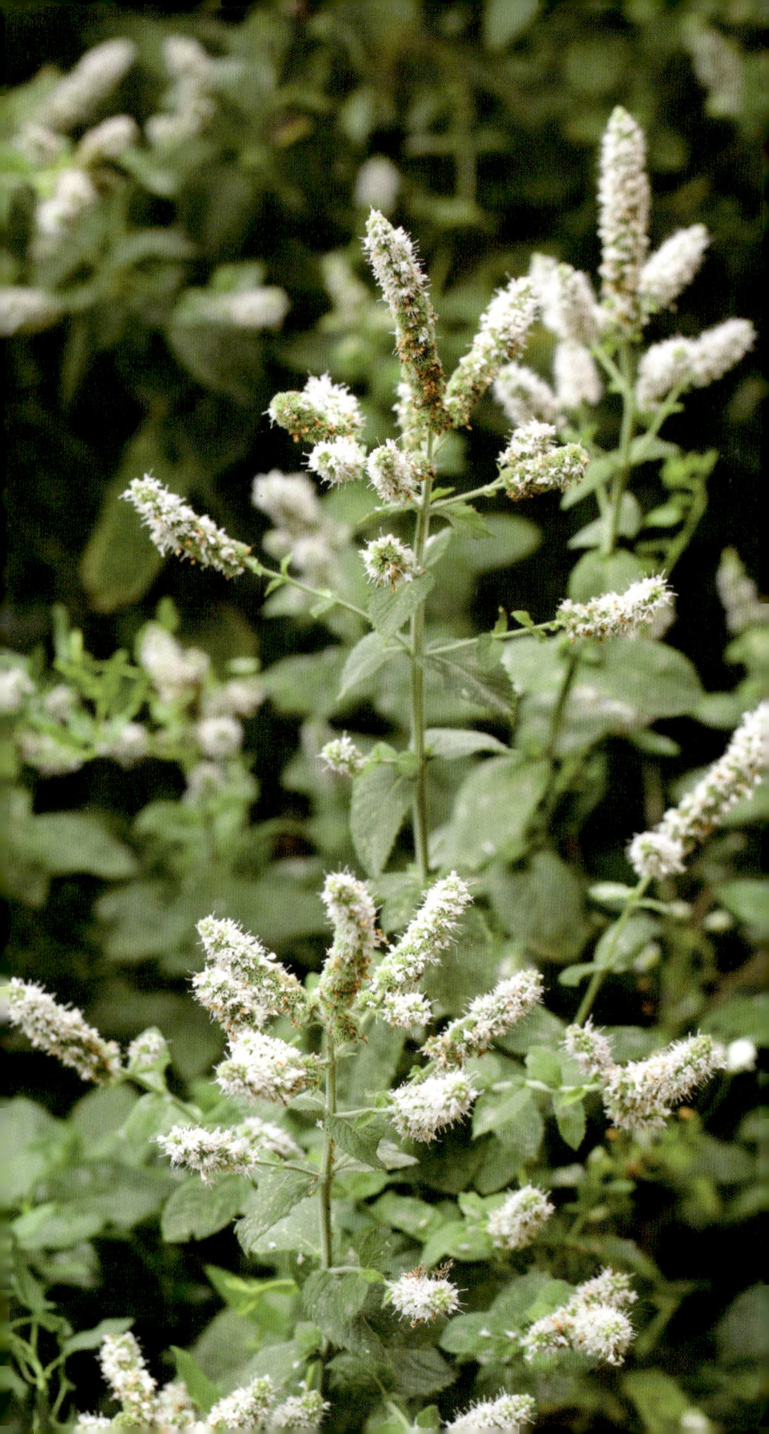

Menthe

Dénomination : menthe sylvestre, *Mentha longifolia*
Description : plante vivace de 10 à 100 cm de hauteur ; **feuilles :** ovoïdes, lancéolées, revers tomenteux ; **fleurs :** mauve clair formant des épis
Floraison : de juillet à octobre
Habitat : rives, fossés, bordure des chemins, forêts proches de cours d'eau
Peut se confondre avec : menthe pouliot (toxique)

Que récolter, et quand ?

Vous pouvez cueillir les feuilles d'avril à septembre.

Les belles journées ensoleillées rendent leurs effets plus intenses.

Premiers secours...

- **Articulations fatiguées et douloureuses :** frottez les feuilles sur les articulations douloureuses. Elles ont tout d'abord une action rafraîchissante, puis favorisent l'irrigation locale au bout de quelques instants.
- **En-cas rafraîchissant :** comme toutes les variétés de menthe, la menthe sylvestre a un goût rafraîchissant et vivifiant.
- **Maux d'estomac :** elle est en outre très utile contre les maux d'estomac et les problèmes de digestion. Cueillez quelques feuilles et mâchez-les simplement.

Autres applications

- **En usage interne :** favorise la digestion, élimine les ballonnements, provoque la transpiration, stimule le métabolisme.
- **En usage externe :** rhumatismes, articulations douloureuses, névralgies.

À déguster

Vous pouvez utiliser les jeunes feuilles d'avril à septembre à la place du basilic avec des tomates en salade, ou bien avec du chocolat fondu pour un délicieux « After eight ».

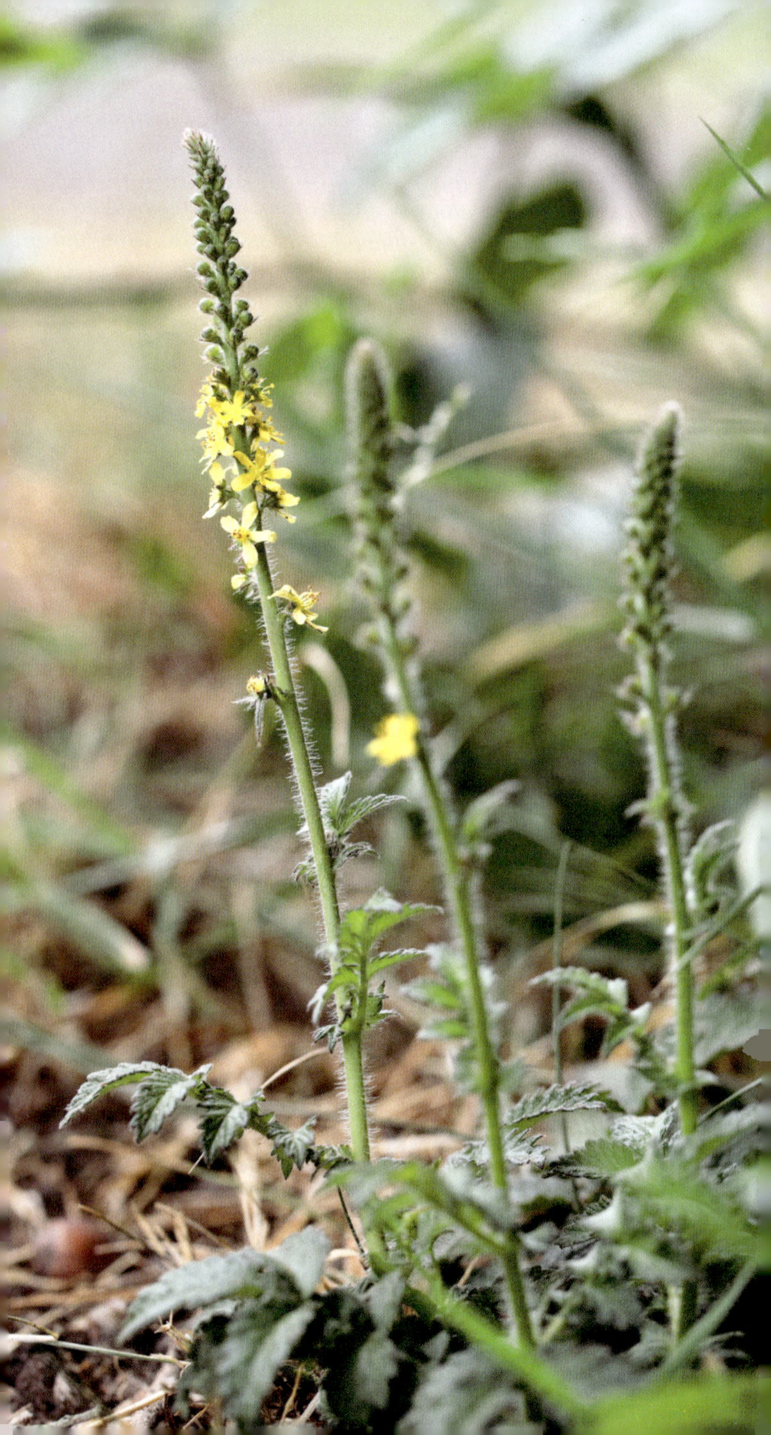

Aigremoine

Dénomination : aigremoine eupatoire, *Agrimonia eupatoria*
Description : plante vivace de 30 à 130 cm de hauteur ; **tige :** velue ; **feuilles :** imparipennées ; **fleurs :** de 5 à 8 mm, jaunes
Floraison : de juin à septembre
Habitat : pelouses sèches, bordure des chemins
Peut se confondre avec : feuilles : potentilles, benoîte commune, inoffensives

Que récolter, et quand ?

Les premières feuilles d'aigremoine peuvent être utilisées dès le mois d'avril. On peut ensuite les cueillir jusqu'en septembre.

Premiers secours...

- **Migraine :** écrasez ou mâchez la plante, puis appliquez-la sur les tempes et sur le front. Choisissez un endroit calme, allongez-vous si possible.
- **En cas de lésion :** les feuilles écrasées ou mâchées ont une action cicatrisante, aussi peuvent-elles être appliquées sur les plaies.

Autres applications

- **En usage interne :** tonifie les reins et le foie, stimule le métabolisme, renforce les cordes vocales.
- **En usage externe :** conjonctivite, plaies, ulcères, troubles veineux.

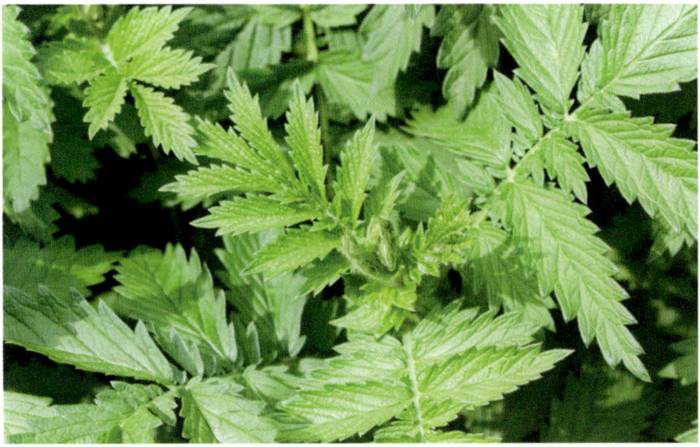

Toux, rhume, fièvre…

La saison hivernale s'accompagne malheureusement souvent de toux avec le nez qui coule. Pour prévenir les complications, les plantes sauvages nous proposent à nouveau une aide précieuse.

Sorbier des oiseaux

Les baies du sorbier des oiseaux sont riches en vitamine C et renforcent ainsi nos défenses immunitaires. Lorsque notre système immunitaire ne parvient pas à nous protéger, ces fruits nous viennent en aide, en faisant diminuer le gonflement des ganglions et en apaisant les irritations dues à la toux.

Trèfle

Les fleurs de trèfle sont utiles en cas de bronchite et pour la convalescence après un mauvais rhume.

Plantain

Le plantain est un remède contre la toux bien connu, incontournable dans tous les mélanges traitant le rhume. Il a une action antibiotique, favorise les sécrétions en cas de toux ou de rhume, protégeant ainsi les

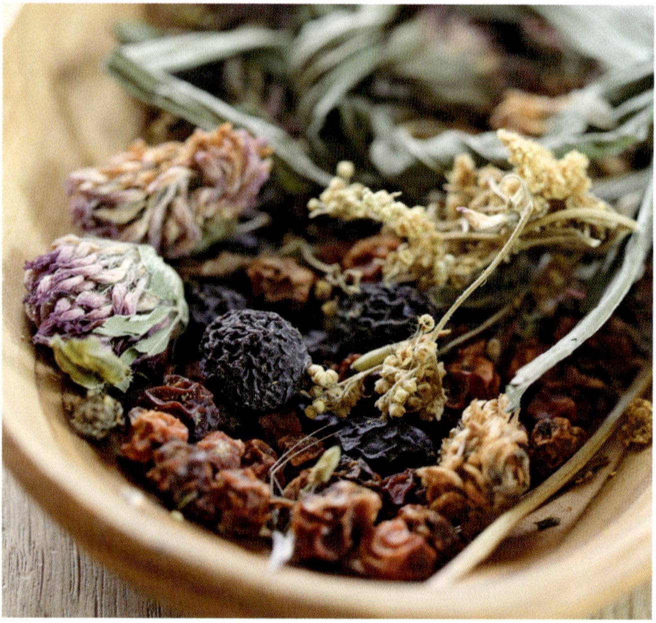

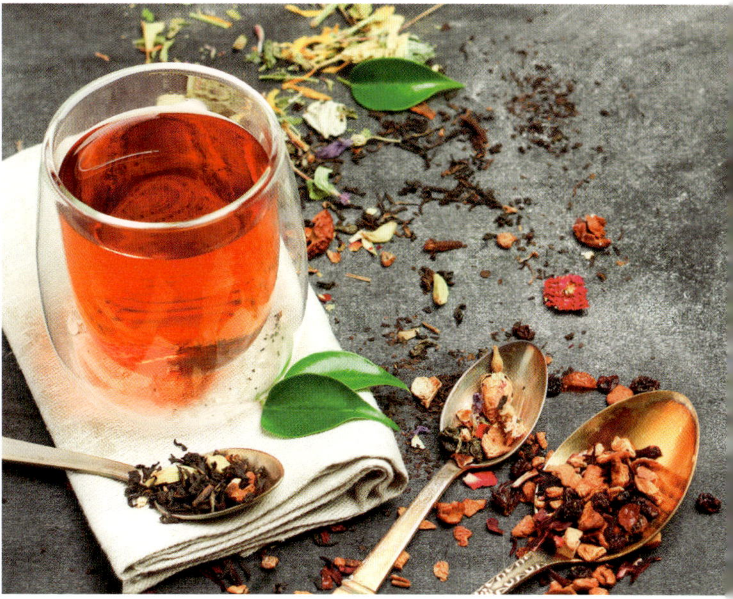

muqueuses. Il est également intéressant en prévention.

Reine-des-prés

Si vous êtes cloué au lit avec de la fièvre, ayez recours à la reine-des-prés. Elle favorise la transpiration, accélère l'élimination des toxines et fait baisser la fièvre. Elle apaise en outre la douleur, ce qui est appréciable lorsqu'on souffre des courbatures de la grippe.

Prunellier

Les baies du prunellier sont elles aussi très riches en vitamine C, elles s'utilisent pendant ou après une grippe pour leur effet revigorant. Vous pouvez préparer un jus ou un sirop tonifiant à l'aide d'une centrifugeuse.

Infusion pour le rhume

Mélangez en parts égales les plantes séchées. Laissez macérer pendant la nuit une cuillère à soupe de baies séchées pour un litre d'eau. Le lendemain, faites bouillir. Prélevez ensuite 2 ou 3 cuillères à soupe de l'eau bouillie que vous ajouterez aux plantes séchées, laissez infuser pendant 5 minutes. En cas de gros rhume, buvez un litre de cette préparation dans la journée.

Cette tisane est également profitable en plus faible quantité à titre préventif, bien qu'une forte dose ne puisse pas faire de mal.

Vous pouvez bien entendu préparer une infusion d'une seule de ces plantes.

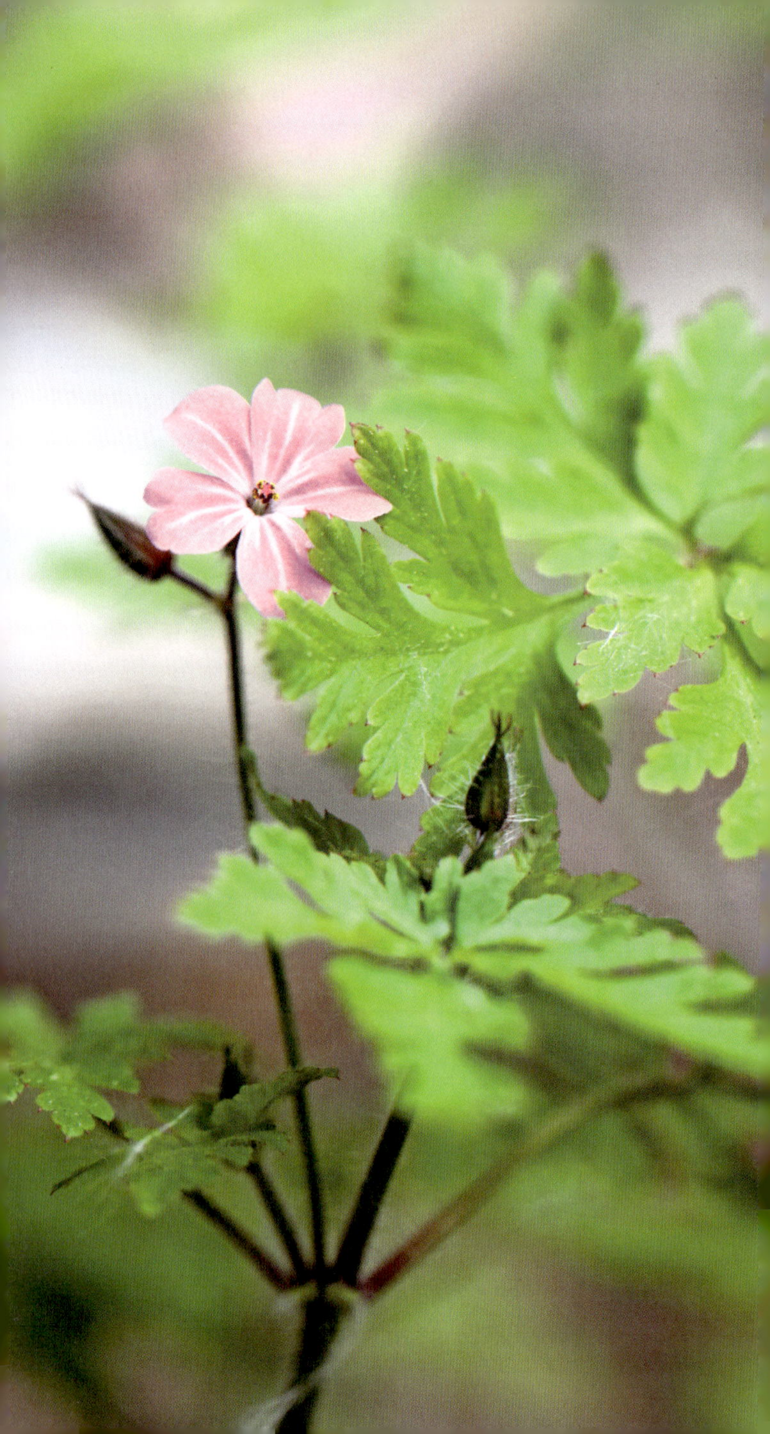

Géranium herbe-à-Robert

Dénomination : géranium herbe-à-Robert, *Geranium robertianum*
Description : plante annuelle de 20 à 50 cm, rougeâtre ; **tige** : tendre et duveteuse ; **feuilles :** de 3 à 5 folioles, devenant rougeâtres ; **fleurs :** 20 mm, rose-rouge ; **fruits :** bec long de 10 à 20 mm
Floraison : de mai à octobre
Habitat : murailles ombragées, gorges, éboulis, forêts variées
Peut se confondre avec : odeur ; aspect : autres variétés de géranium, inoffensives

Que récolter, et quand ?

Vous pouvez cueillir et utiliser la plante de mai à octobre.

Premiers secours...

- **Mal d'oreille :** écrasez légèrement la plante et frottez ensuite le pavillon de l'oreille et l'entrée du conduit auditif. En cas de douleurs intenses, renouvelez cette opération plusieurs fois par jour.
- **Faiblesses et irritation nerveuse :** une ancienne recette recommande de frictionner la nuque avec la plante écrasée.

Autres applications

- **En usage interne :** fièvre, goutte, diarrhée, régulateur de la tension artérielle, irritation nerveuse.
- **En usage externe :** névralgies, éruptions suintantes, peau squameuse, voir également les cataplasmes pages 20-21.

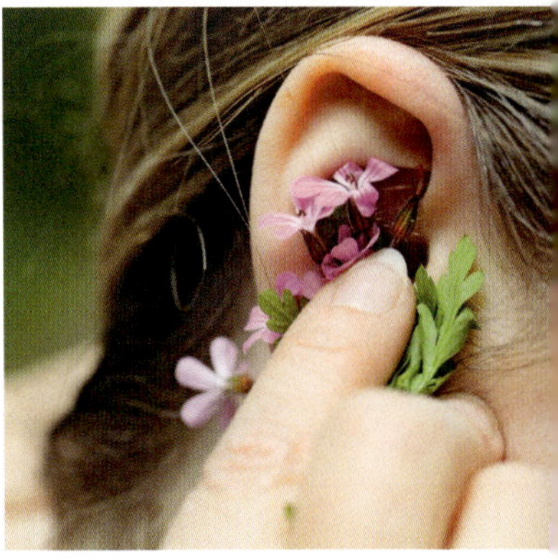

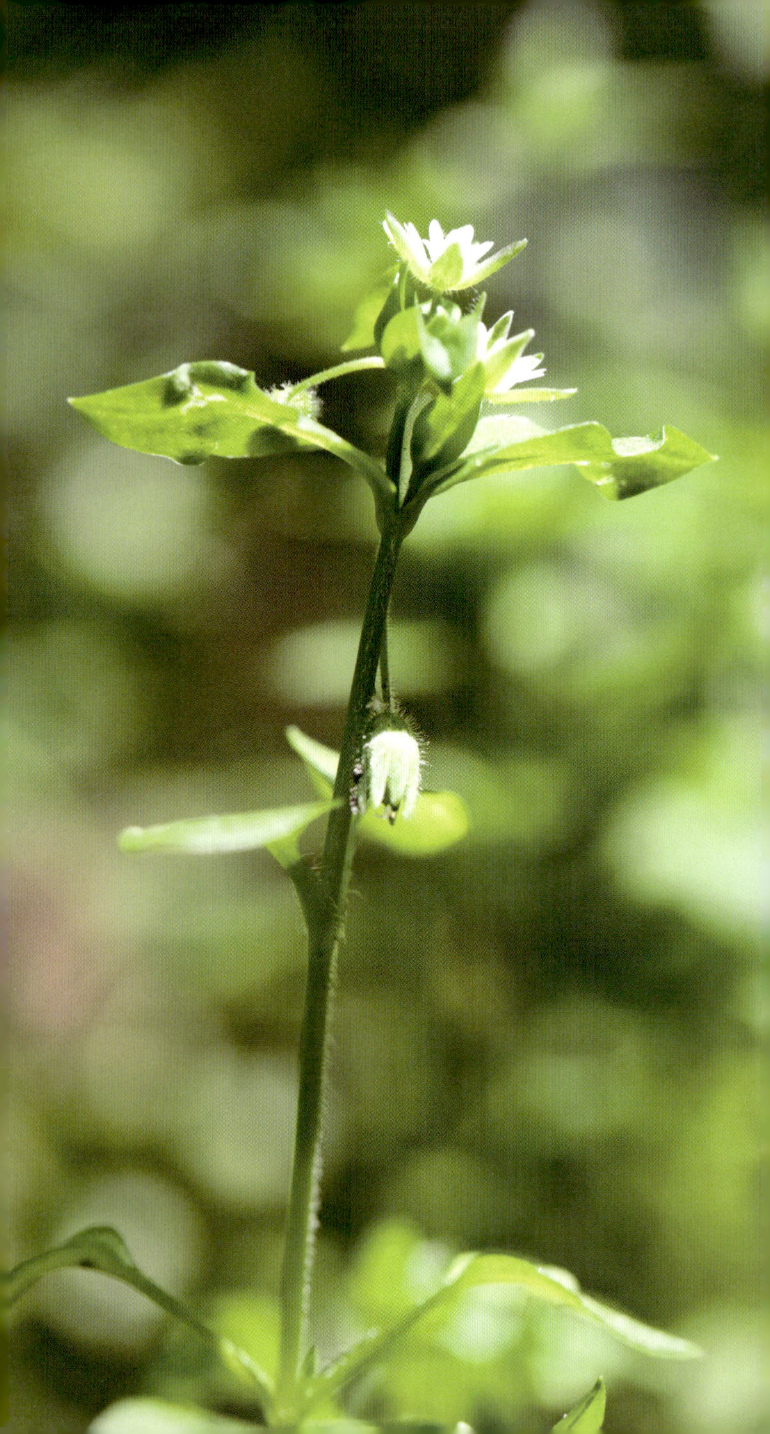

Mouron des oiseaux

Dénomination : *Stellaria media*
Description : plante annuelle de 10 à 60 cm, souvent ramifiée ; **feuilles :** ovoïdes, sommet pointu ; **tige :** section ronde, avec une ligne duveteuse ; **fleurs :** de 5 à 10 mm, blanches, pétales à large échancrure
Floraison : de mars à octobre
Habitat : sentiers, jardins, décombres, rives, sols humides et friches
Peut se confondre avec : autres variétés de *Minuartia,* inoffensives

Que récolter, et quand ?

Vous pouvez cueillir et utiliser la plante entière de mars à octobre, parfois plus tard.

Premiers secours...

- **Boursouflures :** pressez légèrement la plante et appliquez-la sur la zone concernée.
- **Douleurs :** pressez légèrement la plante et appliquez-la sur la zone douloureuse. Maintenez si possible au chaud avec un morceau de tissu ou un foulard.
- **Un remontant pour l'excursion :** la jeune plante est un délicieux en-cas revigorant pour vos sorties en plein air.

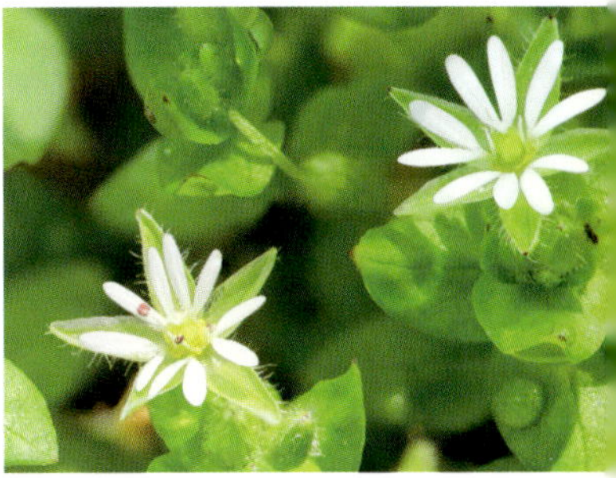

Autres applications

- **En usage interne :** tonifie le cœur, fluidifie les encombrements, en cas de fièvre, de rhumatismes, de fatigue printanière.
- **En usage externe :** en cas de brûlures, d'ulcères, d'éruptions cutanées, d'échardes, de bronchite.

À déguster

La jeune plante est délicieuse non seulement en salade, mais également dans une soupe ou pour accompagner toutes sortes de mets.

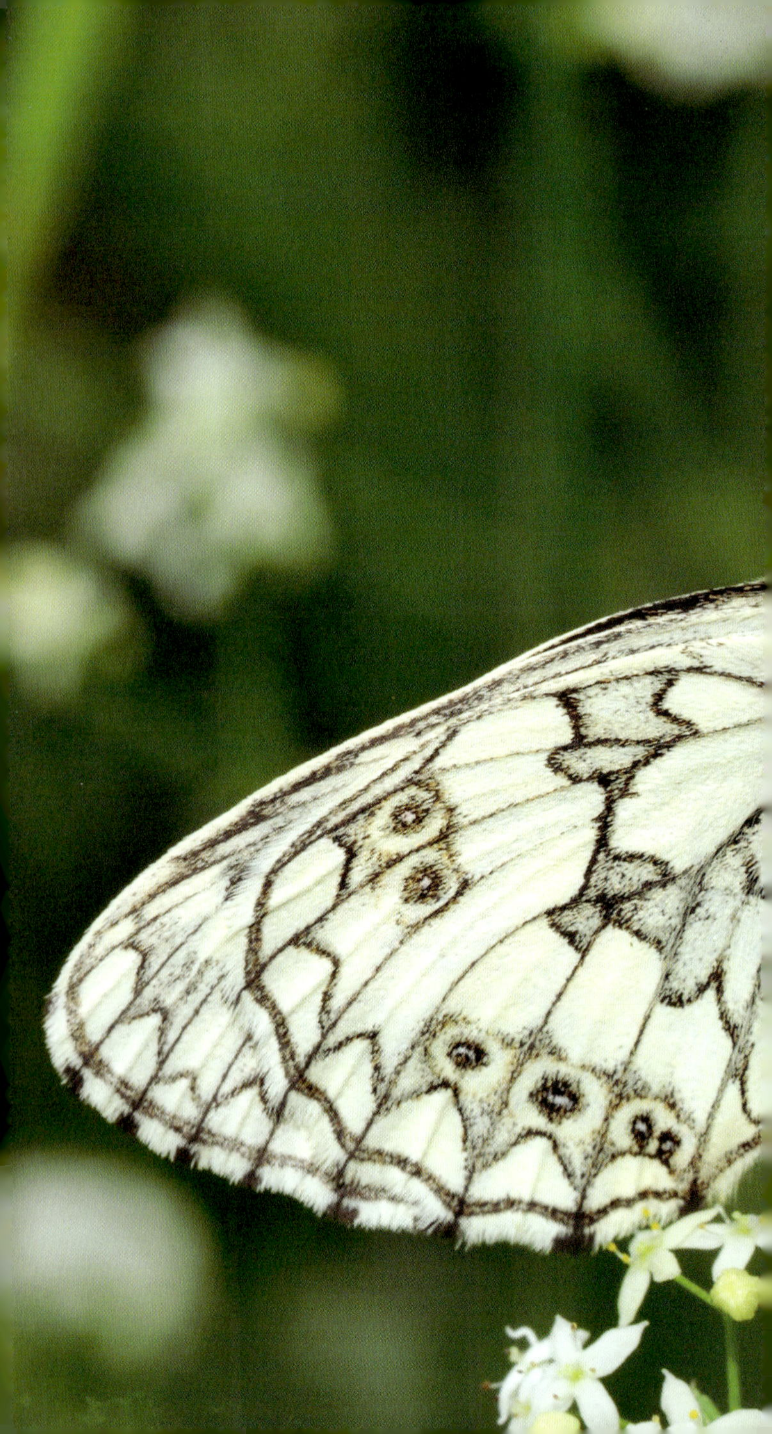

En guise d'en-cas

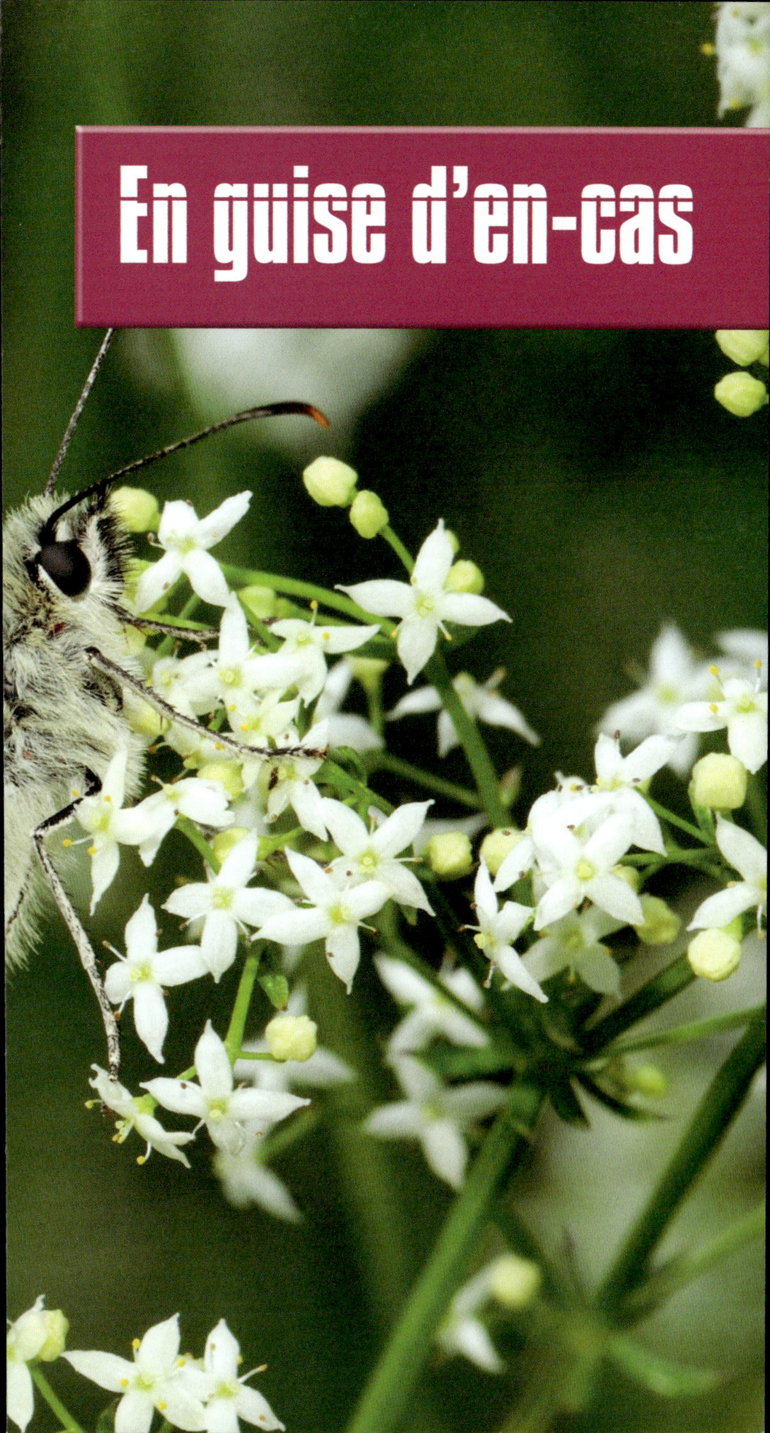

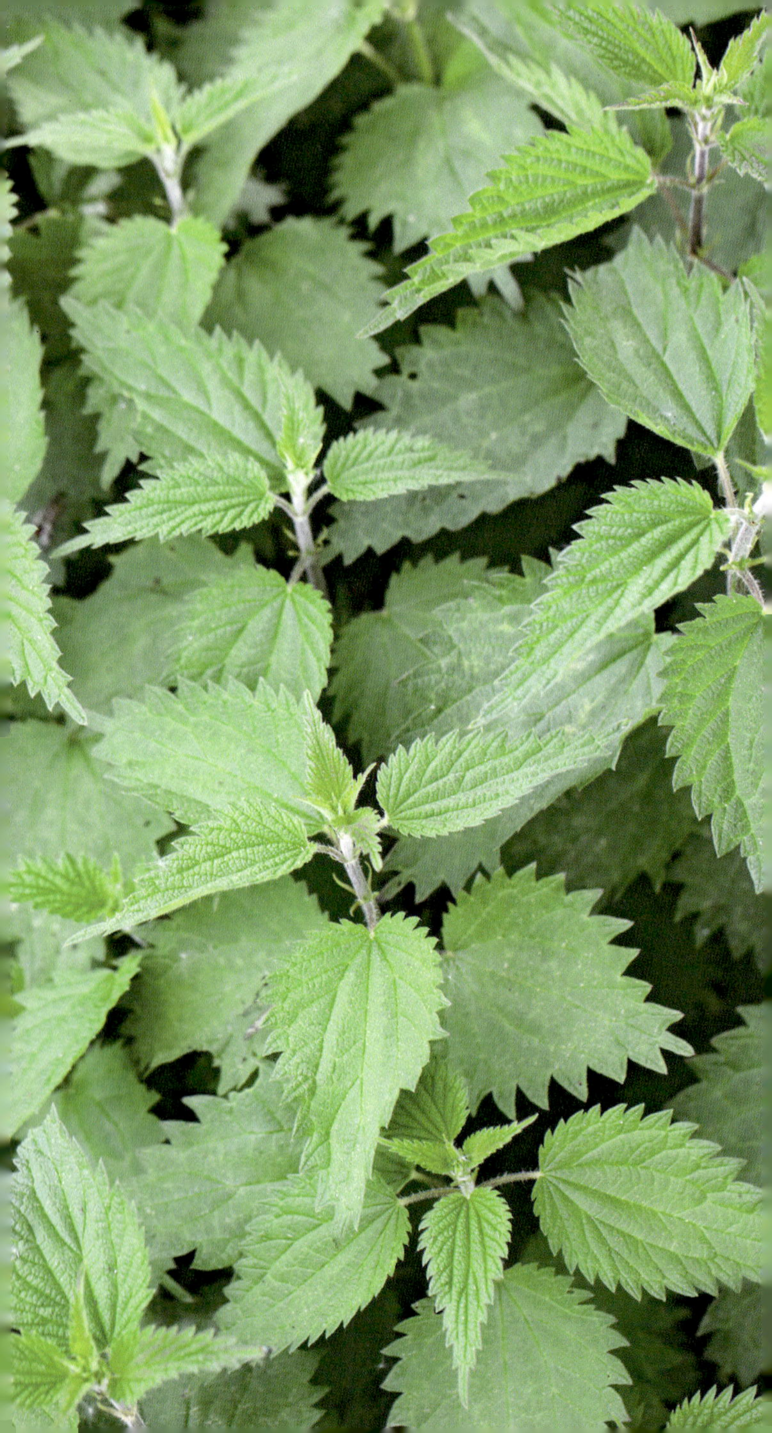

Ortie

Dénomination : *Urtica dioica*
Description : plante vivace de 30 à 150 cm, avec un duvet urticant, généralement dioïque ; **feuilles :** ovoïdes, dentées, opposées ; **fleurs :** petites et verdâtres, en épis
Floraison : de mai à septembre
Habitat : sentiers, décombres, proximité des habitations, sols argileux ou limoneux, frais et riches

Que récolter, et quand ?

Vous pouvez cueillir les jeunes feuilles d'avril à septembre, les graines pas encore mûres en juin et les graines mûres en juillet.

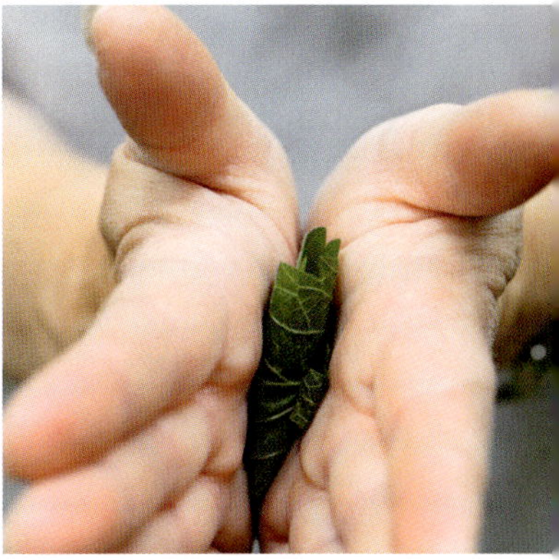

Premiers secours…

- **Un remontant pour l'excursion :** les feuilles et les graines contiennent de nombreux sels minéraux et vitamines qui vous donneront la force de franchir les derniers mètres de votre randonnée. Les graines peuvent se consommer directement. Concernant les feuilles, il faut d'abord éliminer les poils urticants. Cueillez la plante avec précaution, enroulez la feuille à partir du pédoncule et frottez-la entre vos mains en la laissant enroulée. Les poils sont ainsi facilement éliminés.

Autres applications

- **En usage interne :** stimule le métabolisme, diurétique, favorise la lactation, anti-inflammatoire.
- **En usage externe :** arthrose, rhumatismes, irritation nerveuse, démangeaisons de la peau, favorise la pousse des cheveux.

À déguster

Légèrement salées et revenues à la poêle sans matière grasse, les orties se transforment en chips. Les graines grillées sont délicieuses sur une tartine de beurre.

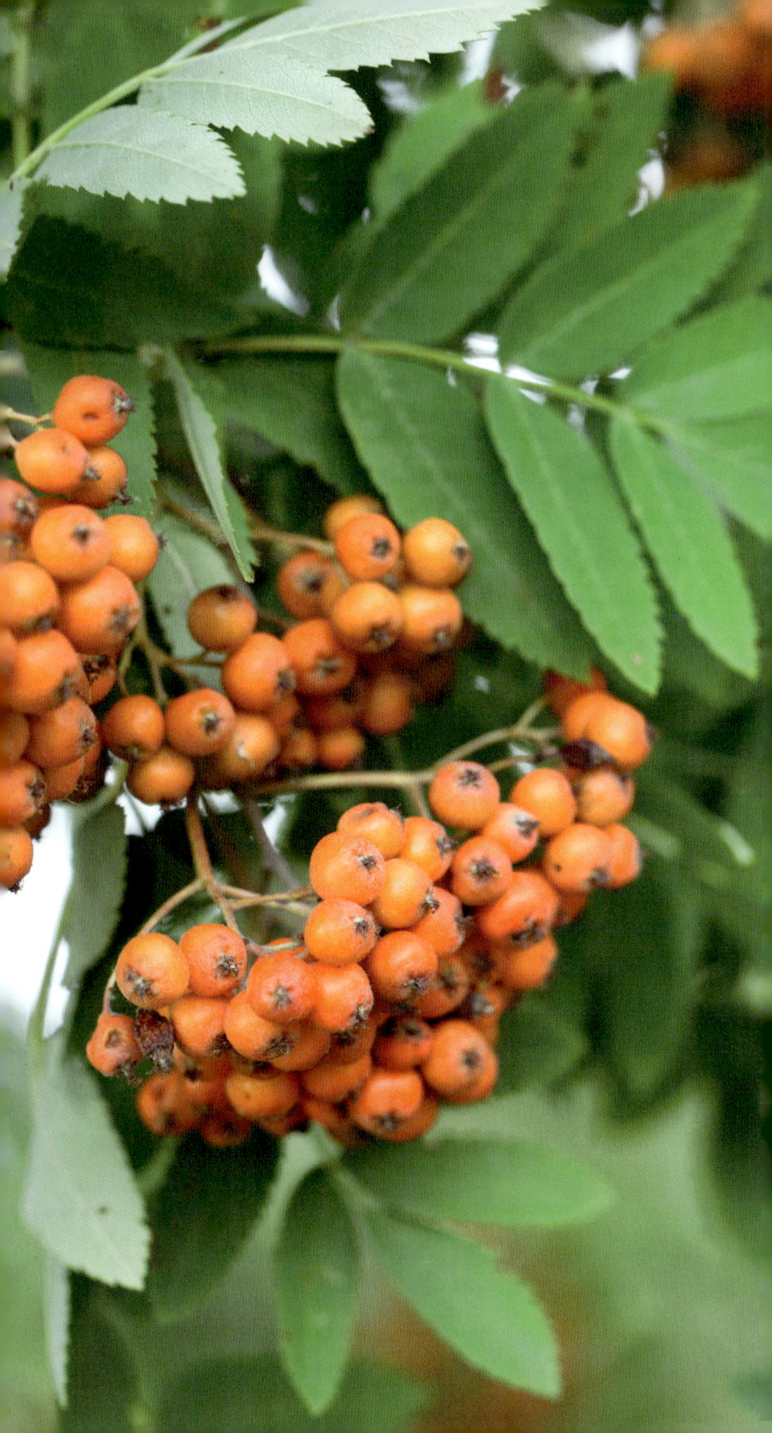

Sorbier des oiseaux

Dénomination : *Sorbus aucuparia*
Description : arbre pouvant atteindre 20 m de hauteur ; **écorce :** argentée brillante, légèrement fendillée en longueur ; **feuilles :** pennées 9 à 19 fois, lancéolées, dentées ; **fleurs :** blanche, en corymbes dressés ; **fruits :** baies rouge-orangé, groupées en grappes
Floraison : de mai à juin
Habitat : lisières des bois, clairières, coupes rases, falaises (présent presque partout)
Peut se confondre avec : jeune frêne, inoffensif

Que récolter, et quand ?

Les baies se cueillent au mois d'août. Pendant combien de temps ? Cela dépend des oiseaux… Certaines années, les arbres sont entièrement dévorés dès le mois d'octobre.

Premiers secours…

• **Un remontant pour l'excursion :** les baies constituent un en-cas rafraîchissant et bienfaisant pour les longues randonnées.

Elles revigorent, tonifient l'activité cardiaque, freinent la transpiration et apaisent la soif.

Mais attention : Ne dépassez pas la consommation de 3 à 5 baies fraîches réparties sur 5 heures. À partir de 10 baies, des vomissements ou des diarrhées peuvent survenir. Cela est dû à l'acide parasorbique, qui est détruit uniquement à la cuisson.

Autres applications

• **En usage interne :** glaucome, stimule le métabolisme, tonifie le foie, troubles de la digestion, gonflement des ganglions, toux, renforce les défenses immunitaires.

À déguster

De délicieuses recettes fruitées sont réalisées à partir du sorbier de Moravie, une espèce cultivée.

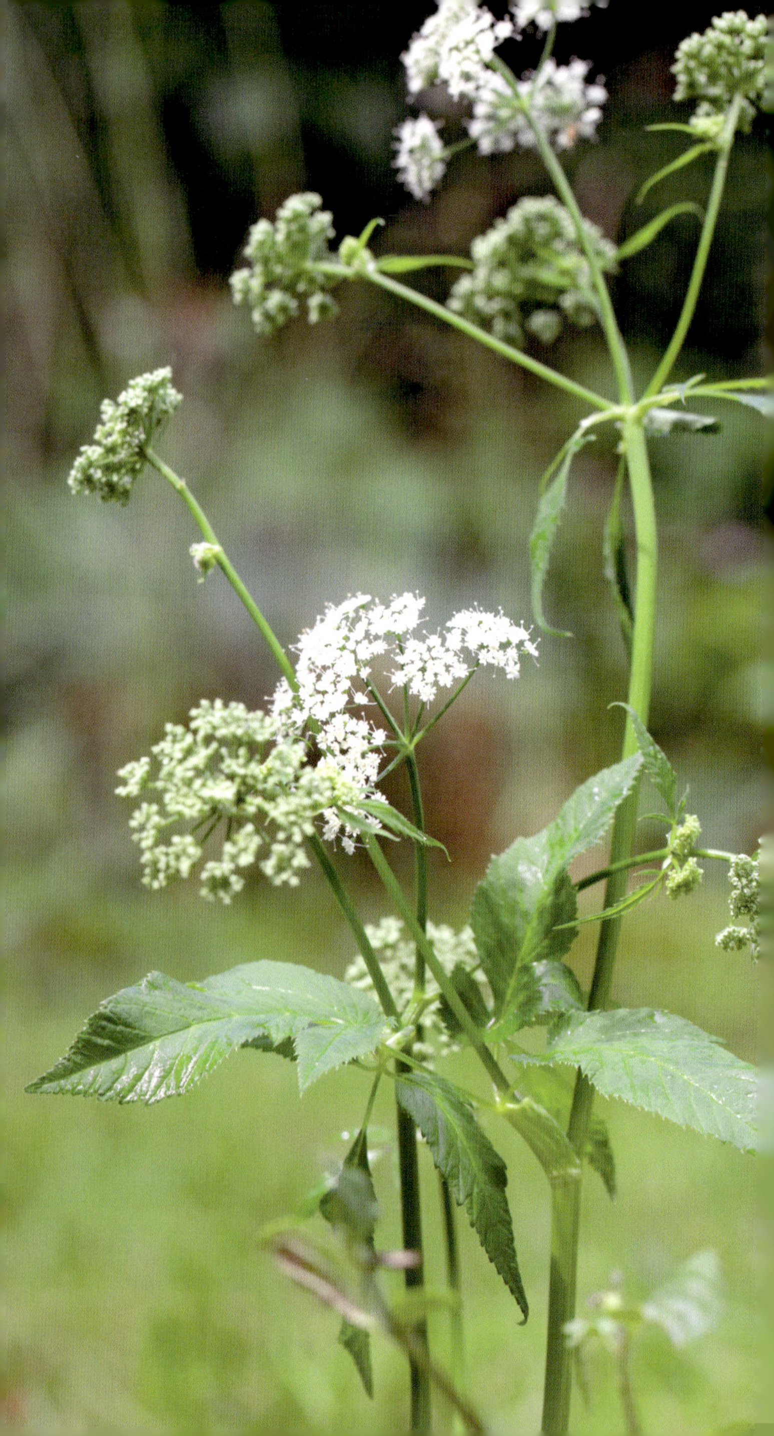

Égopode podagaire

Dénomination : *Aegopodium podagraria*
Description : plante vivace de 50 à 100 cm de hauteur ; **feuilles :** trois lobes doubles ; **fleurs :** en ombelles, 2 mm, blanches
Floraison : de juin à août
Habitat : lisière des bois, jardins, rives, forêts proches de cours d'eau
Peut se confondre avec : feuilles de l'angélique la première année, inoffensives

Que récolter, et quand ?

Les jeunes feuilles, si possible encore fermées, se consomment de mars à juin, elles deviennent ensuite rêches et amères. Pour soigner les plaies ou les piqûres d'insectes, vous pouvez allonger votre période de cueillette jusqu'au mois d'août.

Premiers secours…

- **Un remontant pour l'excursion :** l'égopode a une teneur élevée en sels minéraux et en vitamines. Cette plante a un goût très vivifiant et rafraîchissant.
- **En cas de lésion :** écrasez ou mâchez les feuilles, puis appliquez-les sur la zone concernée.
- **En cas de piqûre d'insecte :** là encore, écrasez ou mâchez la plante, puis appliquez sur la piqûre.

Autres applications

- **En usage interne :** en cas de goutte, élimine l'acide urique.
- **En usage externe :** douleurs articulaires, varices.

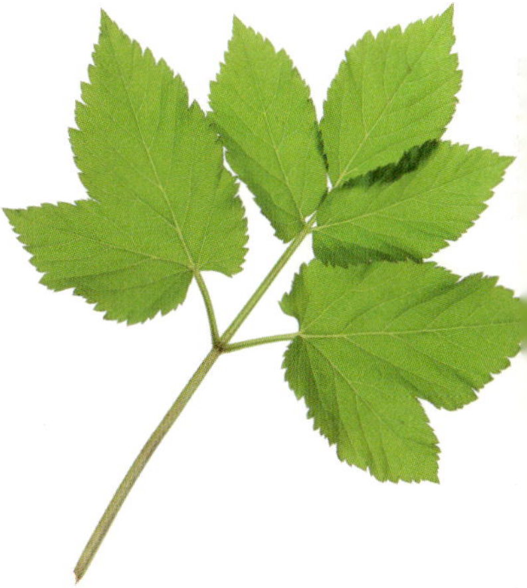

À déguster

L'égopode se consomme en guise d'en-cas revigorant, ou pour agrémenter une salade, une soupe ou tout autre plat.

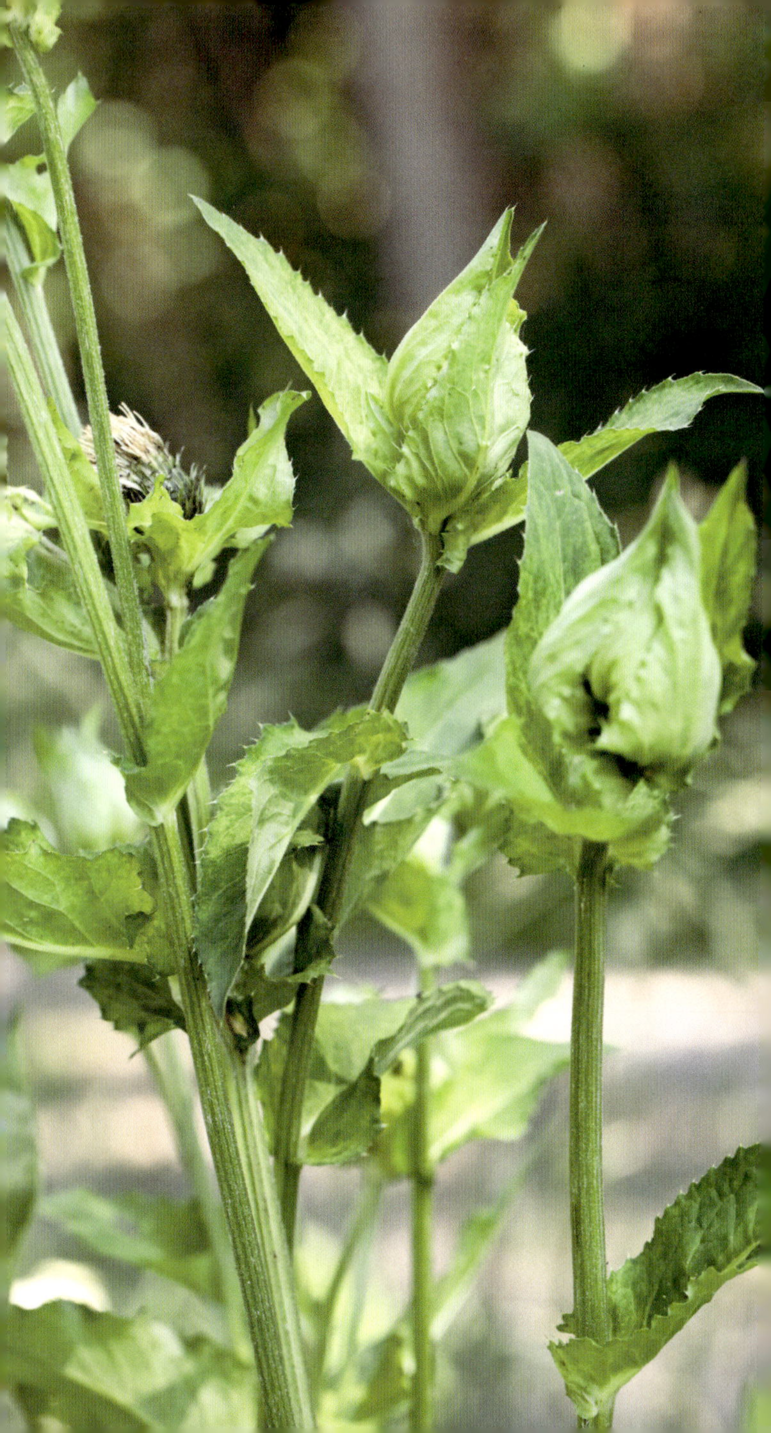

Cirse maraîcher

Dénomination : *Cirsium oleraceum*
Description : plante vivace de 50 à 150 cm de hauteur ; **feuilles :** lancéolées, pennatifides, dentées, légèrement épineuses ; **fleurs :** de 25 à 40 mm, jaune blanchâtre, involucres épineux dentés
Floraison : de juin à septembre
Habitat : prairies humides, forêts proches de cours d'eau, rives, région de sources

Que récolter, et quand ?

Vous pouvez cueillir les feuilles de mai à septembre. Avant mai, elles sont trop petites et, à l'automne, elles ne contiennent plus assez de suc.

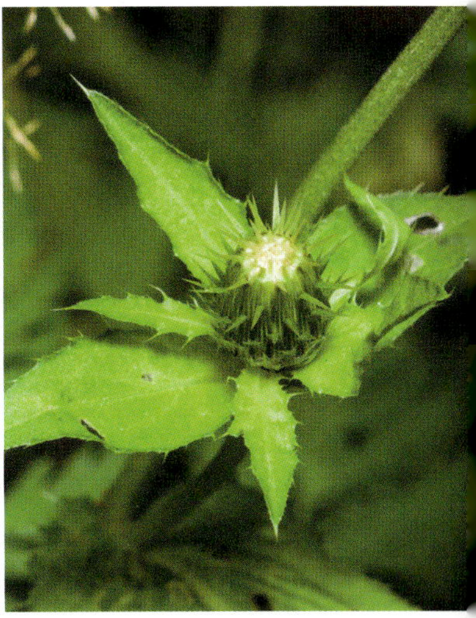

Premiers secours...

• **Un remontant pour l'excursion :** pour apprécier le cirse maraîcher, vous devez ôter la nervure centrale des grandes feuilles. Les feuilles sont gorgées d'eau, avec une légère saveur salée ; elles offrent un merveilleux rafraîchissement pendant les chaudes journées d'été.

Autres applications

• **En usage interne :** action antispasmodique, stimule le métabolisme, en cas de goutte et de rhumatismes.
• **En usage externe :** maux de dents.

À déguster

Comme les autres variétés de cirse, le cirse maraîcher est un cousin de l'artichaut, son cœur est tout aussi savoureux. Il n'offre malheureusement qu'une toute petite quantité.

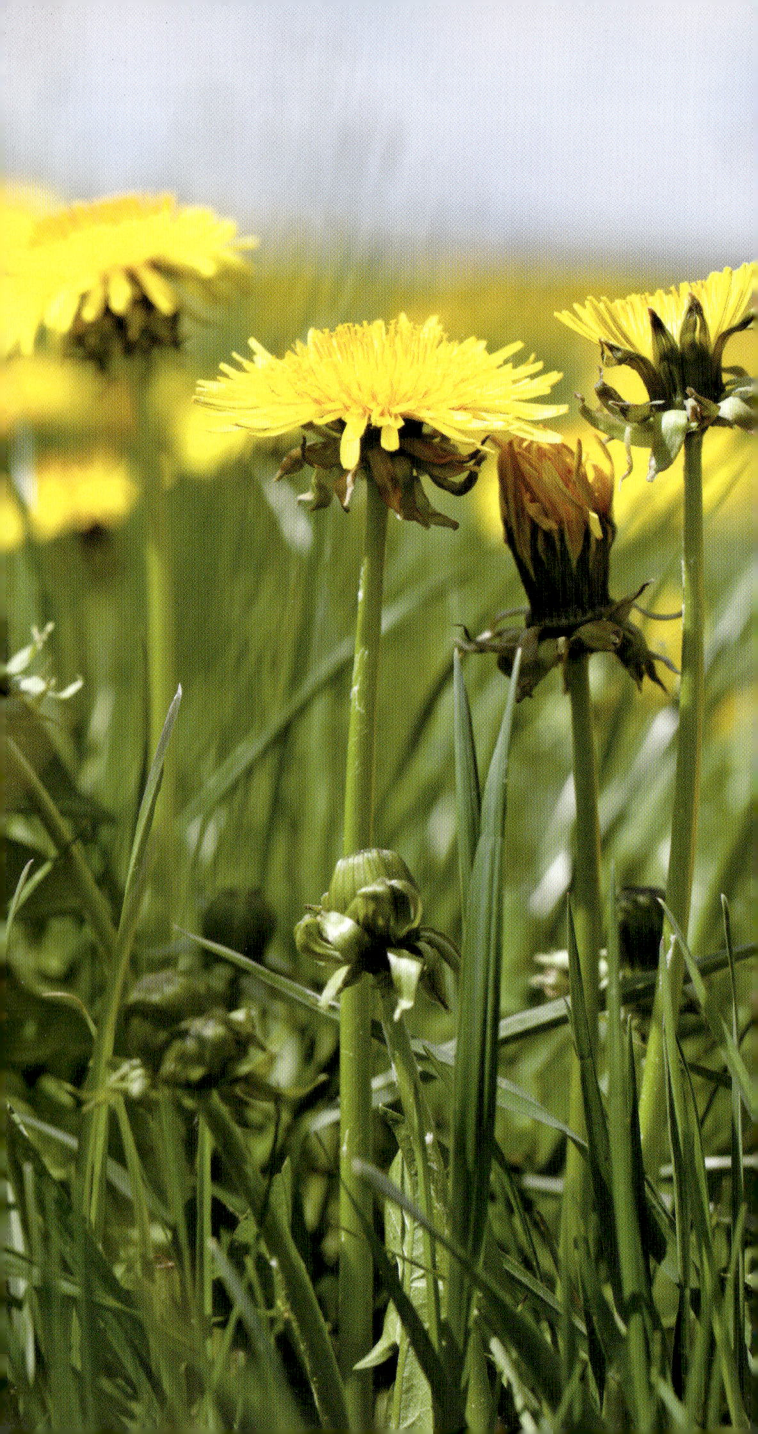

Pissenlit

Dénomination : *Taraxacum officinale*
Description : plante vivace de 5 à 30 cm de hauteur au suc laiteux ; **feuilles :** en rosette, très découpées ; **tige :** creuse ; **fleurs :** de 35 à 55 mm, jaunes, involucres poussant souvent vers le bas
Floraison : d'avril à juin (parfois hors saison)
Habitat : sols et prairies riches en nutriments, bordure des chemins, berges
Peut se confondre avec : *Lysimachia maritima,* porcelle enracinée, inoffensives

Que récolter, et quand ?

Vous pouvez cueillir les tiges fleuries de mars à juin.

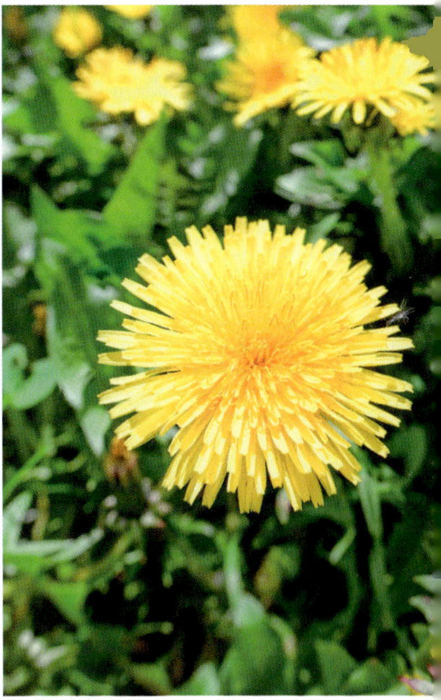

Premiers secours...

• **Un remontant pour l'excursion :** les tiges fleuries sont amères, mais remarquablement revigorantes, et excellentes pour la santé. Mâchez lentement de 2 à 4 fleurs lors des coups de fatigue, vous en ressentirez immédiatement les effets.

Autres applications

• **En usage interne :** stimule le métabolisme, tonifie le foie, les reins, le cœur, la conjonctive, apaise en cas de goutte, de rhumatismes et d'infection urinaire.

À déguster

Les bourgeons cuits à la poêle sont délicieux. Faites tremper des morceaux de tige dans de l'eau pour qu'ils frisottent, ils pourront alors décorer joliment une salade.

Friandises pour les enfants

Qui, dans l'enfance, n'a jamais goûté au nectar des fleurs de lamier ? Il y a bien d'autres plantes que l'on a mordillées en jouant dehors et dont la saveur nous a semblé inoubliable. Car nos propres récoltes nous ont toujours paru les meilleures, et c'est encore vrai à l'âge adulte. Pour rappeler à nos lecteurs le temps de leur enfance, ou pour convaincre ceux qui ont des enfants que mordiller des plantes est sans danger, nous présentons ici une petite liste des friandises offertes par la nature.

La charmante pâquerette

Cette mignonne petite fleur qui nous ravit presque en toute saison est réellement la fleur des enfants. Utilisée en phytothérapie ou en homéopathie, la pâquerette aux couleurs du soleil ravit toujours les enfants en couronne, en collier ou en bracelet, Son goût sucré se dévoile derrière une note légèrement herbeuse, mais on la trouve tout de même délicieuse.

La bourse-à-pasteur

Rien que la forme de ses fruits attire l'œil. Les petits cœurs invitent en effet cordialement à la dégustation. Même en pleine maturité, ils sont encore tendres. Leur goût est très doux.

Le trèfle, rouge ou blanc

Les enfants, souvent plus patients que les adultes, peuvent passer des heures dans un pré parsemé de trèfles. La petite tête est composée de multiples pétales, qu'il faut suço-

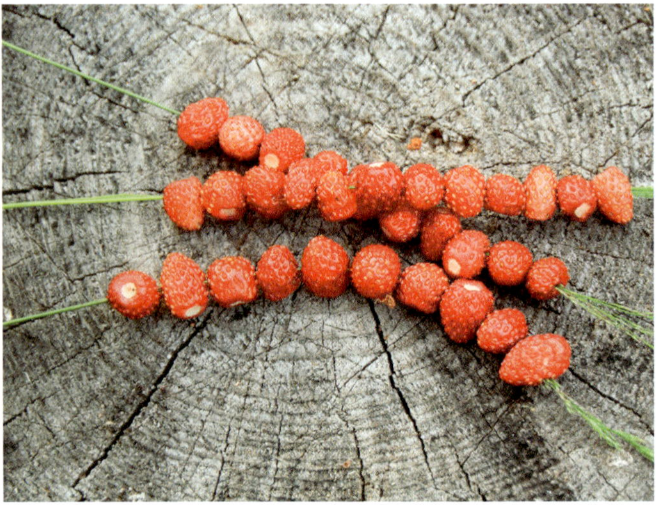

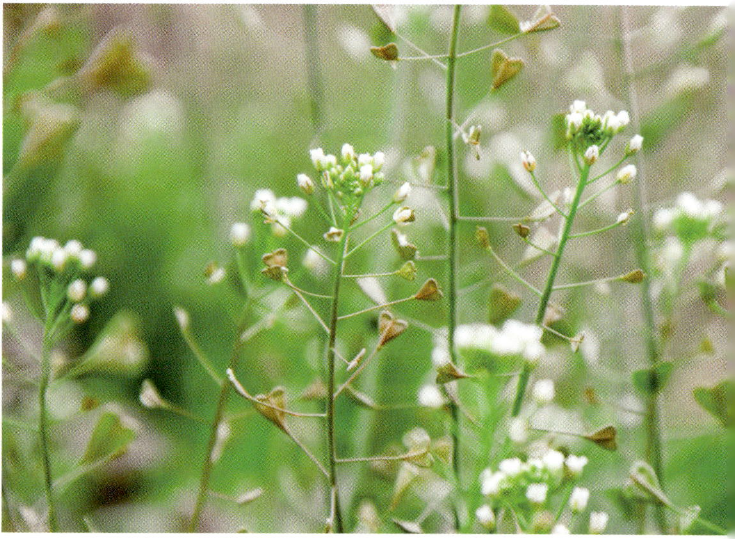

ter pour en recueillir le doux nectar. Il suffit d'imiter les abeilles, qui butinent d'une fleur à l'autre…

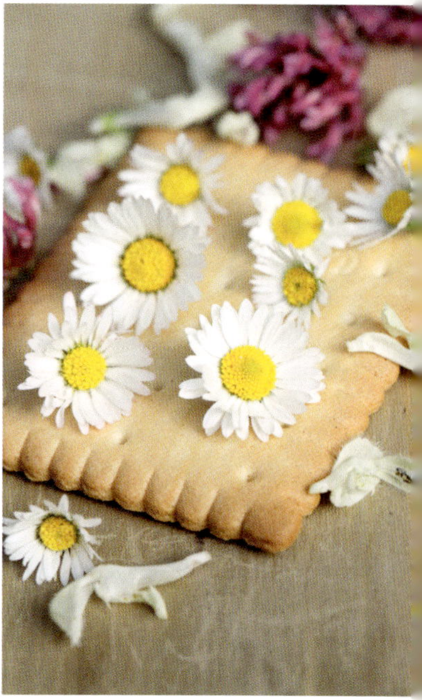

Lamier blanc

Le lamier blanc est plus facile à consommer que le trèfle. Ses pétales sont plus larges, ils contiennent plus de nectar, on peut ainsi rapidement absorber une quantité appréciable de sa sève sucrée. On peut tout à fait manger les pétales entiers du lamier blanc, comme ceux du trèfle.

La fraise des bois, rouge et ronde

C'est la vedette de toute promenade, car c'est elle qu'on préfère. Aucune fraise du commerce n'a meilleur goût. Vos enfants les ont certainement déjà découvertes. Inutile de présenter la fraise des bois…

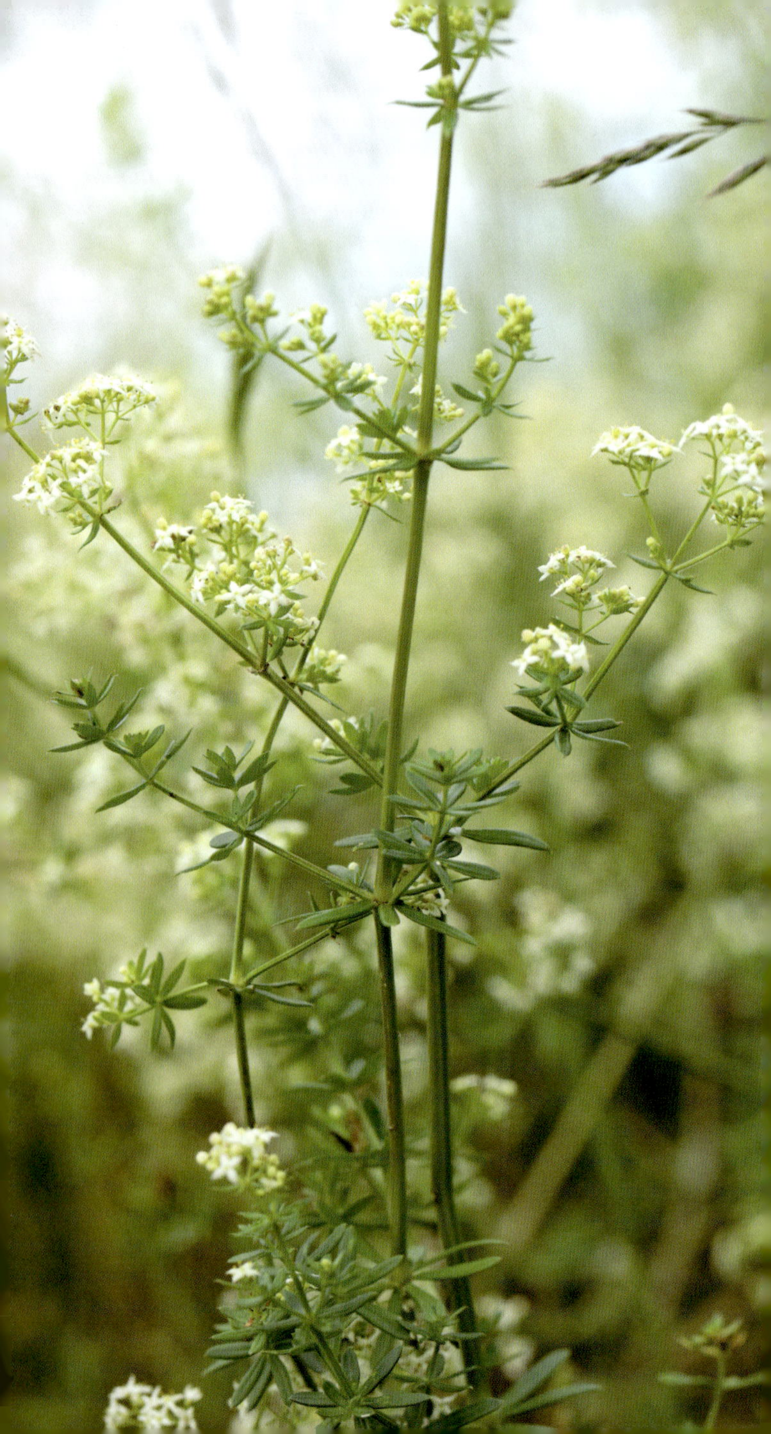

Caille-lait blanc

Dénomination : caille-lait blanc, *Galium mollugo*
Description : plante vivace de 30 à 150 cm de hauteur ; **feuilles :** verticillées ; **fleurs :** de 3 à 4 mm, blanches, en grappes lâches
Floraison : d'avril à octobre
Habitat : bordure des chemins, lisière des bois, forêts proches de cours d'eau, pelouses semi-sèches
Peut se confondre avec : autres variétés de gaillet, inoffensives

Que récolter, et quand ?

Vous pouvez cueillir presque toute l'année les pédoncules et les feuilles de caille-lait blanc. Cette plante bourgeonne sans cesse, bien que sa croissance s'atténue au fil du temps.

Premiers secours…

- **Un remontant pour l'excursion :** les tiges juteuses de caille-lait blanc sont rafraîchissantes et rappellent le goût de la salade.
- **Ganglions enflés :** si les ganglions sont légèrement enflés, écrasez ou mâchez la plante, laissez agir quelques instants sur les ganglions concernés.

Autres applications

- **En usage interne :** stimule la lymphe, diurétique.
- **En usage externe :** stimule la lymphe, en cas de légères brûlures, action cicatrisante.

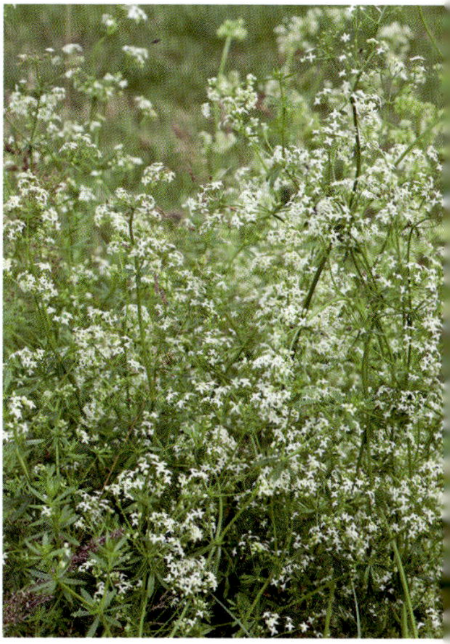

À déguster

Cuit avec une soupe, un soufflé, ou préparé en pesto, le caille-lait blanc agrémentera tous vos plats.

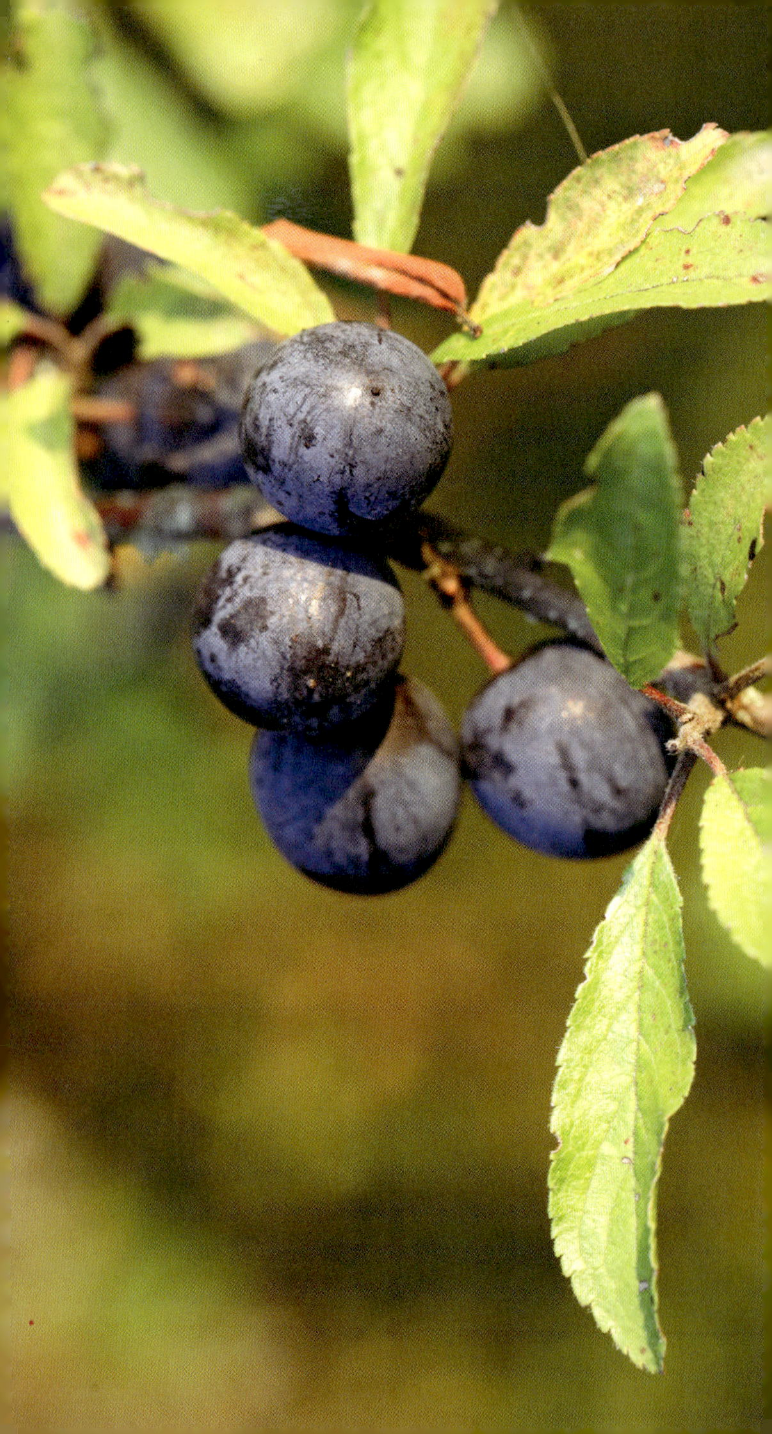

Prunellier

Dénomination : *Prunus spinosa*
Description : arbrisseau épineux pouvant atteindre 4 m de hauteur ; **écorce :** noirâtre ; **feuilles :** ovoïdes, plus étroites vers le pédoncule ; **fleurs :** blanches, portées par de courts pédoncules ; **fruits :** noir-bleu
Floraison : de mars à avril
Habitat : haies, lisière des bois, buissons

Que récolter, et quand ?

Vous pouvez cueillir les baies après les premières gelées, avant qu'elles ne deviennent trop astringentes. Les feuilles s'utilisent de mai à septembre.

Premiers secours...

- **Un remontant pour l'excursion :** les baies sont riches en vitamines. Avec leur goût aigre et rafraîchissant, elles s'offrent aux randonneurs surtout en hiver, alors qu'il y a peu de fruits à cueillir.
- **En cas de lésion :** traditionnellement, les feuilles ne sont pas utilisées pour soigner les plaies, mais comme toutes les *Rosaceae,* elles ont une teneur élevée en tanins et sont, par conséquent, astringentes et cicatrisantes. Écrasez ou mâchez les feuilles, appliquez-les sur la plaie.

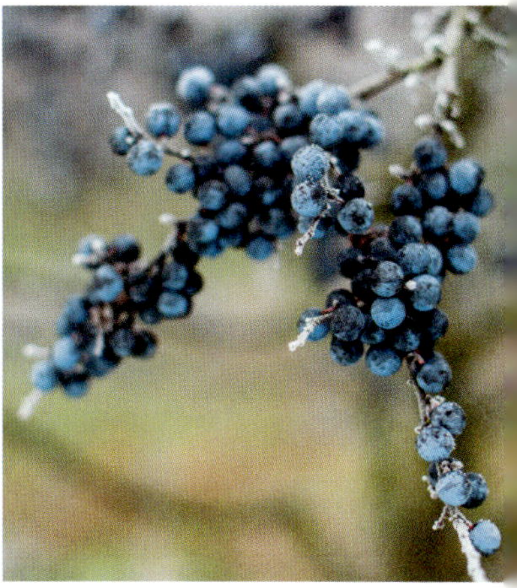

Autres applications

- **En usage interne :** tonifie les reins et le métabolisme, en cas de rhumatisme, de goutte, de rhume, de rhume des foins.
- **En usage externe :** saignement des gencives.

À déguster

En liqueur, les prunelles sont merveilleuses. Quelques gouttes agrémenteront tous vos cocktails.

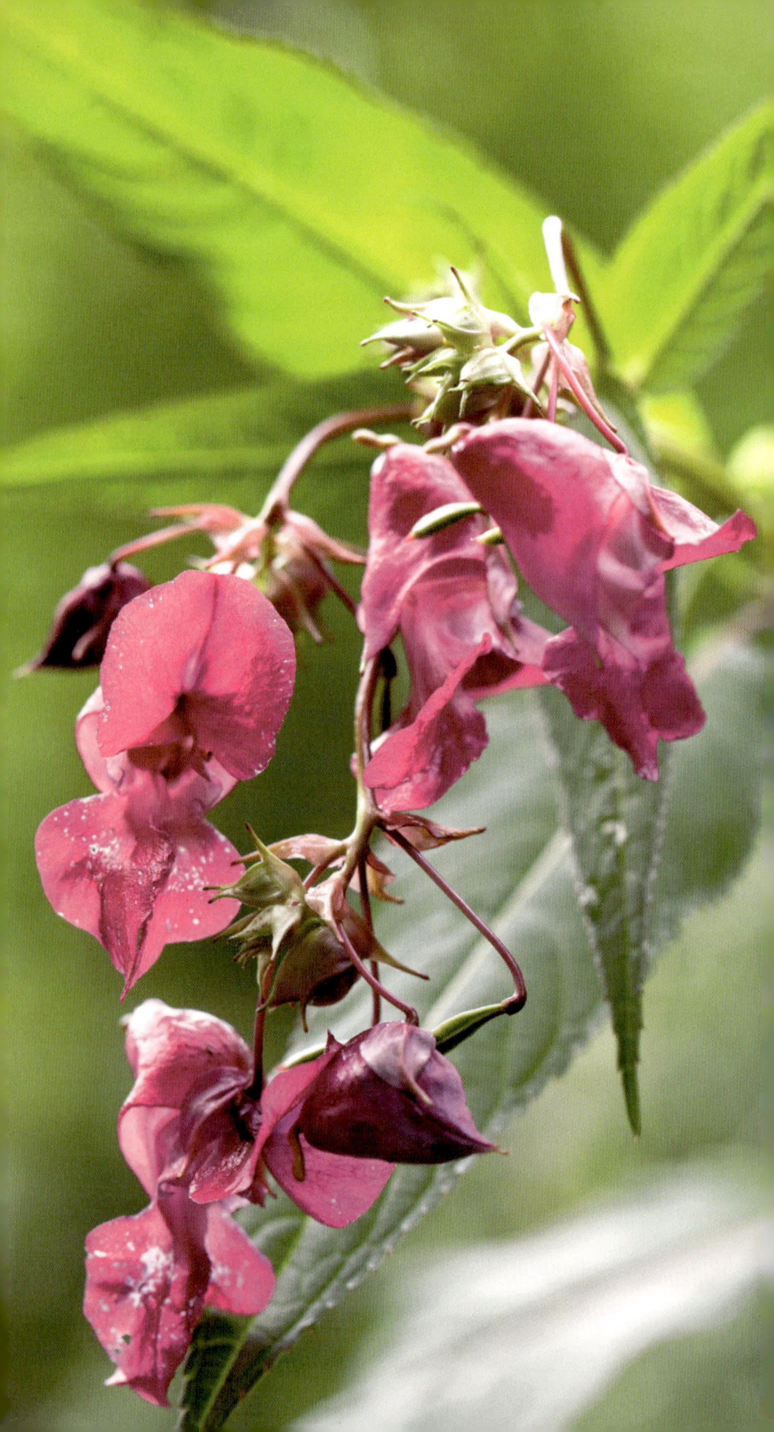

Balsamine de l'Himalaya

Dénomination : *Impatiens glandulifera*
Description : plante vivace de 50 à 200 cm de hauteur ; **feuilles :** longues, légèrement dentées, généralement opposées ; **tige :** verte avec de larges veines rougeâtres ; **fleurs :** de 20 à 40 mm, rose à rouge violacé, éperon épais
Floraison : de juillet à septembre
Habitat : jardins, rives, sols humides, riches en nutriments ou sablonneux

Que récolter, et quand ?

Vous pouvez récolter les graines de septembre à octobre.

Lors de la récolte, veillez à ce que votre main soit presque fermée pour recueillir la graine en effleurant seulement la silicule, et n'oubliez pas que la balsamine a tendance à « sauter »…

Premiers secours…

- **Un remontant pour l'excursion :** les graines noires, un peu plus grosses que les graines de sésame, ont une délicieuse saveur de noisette.
- **En cas de piqûre d'insecte :** appliquez la plante sur la piqûre qui démange.
- **En cas de piqûre d'ortie :** procédez comme pour les piqûres d'insectes.

Autres applications

- **En usage externe :** infections cutanées dues aux champignons.

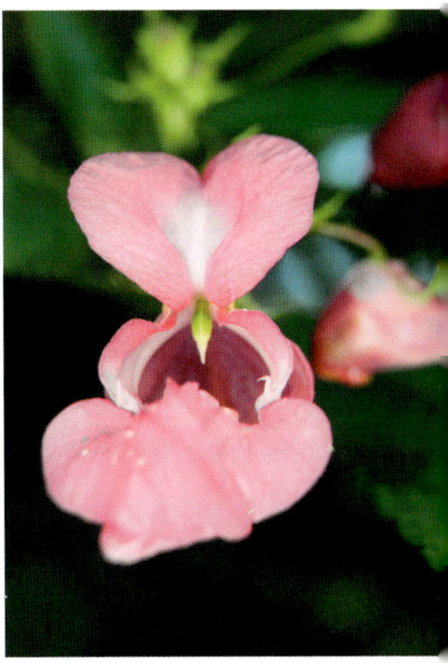

À déguster

Les graines grillées à la poêle sont excellentes et agrémenteront certaines préparations, par exemple le muesli du petit-déjeuner.

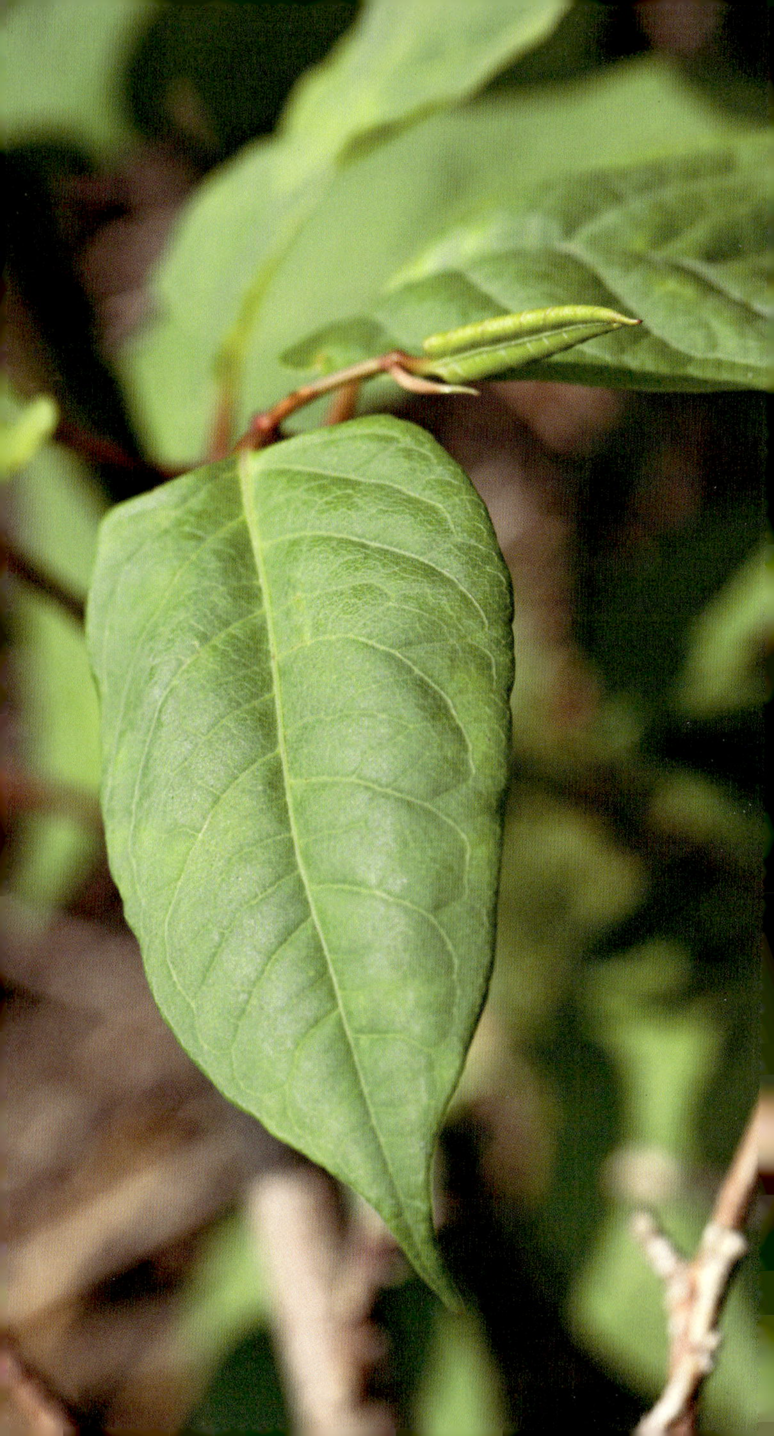

Renouée

Dénomination : renouée du Japon, *Reynoutria japonica*
Description : plante vivace de 1 à 3 m de hauteur ; **feuilles :** ovoïdes, de 5 à 14 cm de longueur et jusqu'à 13 cm de largeur ; **fleurs :** très petites, blanches, groupées en épis
Floraison : de juillet à septembre
Habitat : rives, décombres, lisière des bois, coupes rases, talus
Peut se confondre avec : renouée de Sakhaline, inoffensive

Que récolter, et quand ?

Les jeunes pousses luisantes rappellent un peu le bambou, avec leurs taches rouges. Elles peuvent être récoltées de fin mars à mai. Si on les coupe à ras avant la floraison, elles bourgeonnent à nouveau, ce qui prolonge la période de récolte.

Premiers secours...

• **Un remontant pour l'excursion :** le goût légèrement amer des jeunes pousses rappelle la rhubarbe, tout comme son effet rafraîchissant.

Autres applications

• **En usage interne :** antiseptique, en cas de borréliose, fluidifiant, apaise la toux, fait baisser la tension artérielle, soulage la douleur, en cas de règles douloureuses et de troubles de la ménopause, désintoxique.

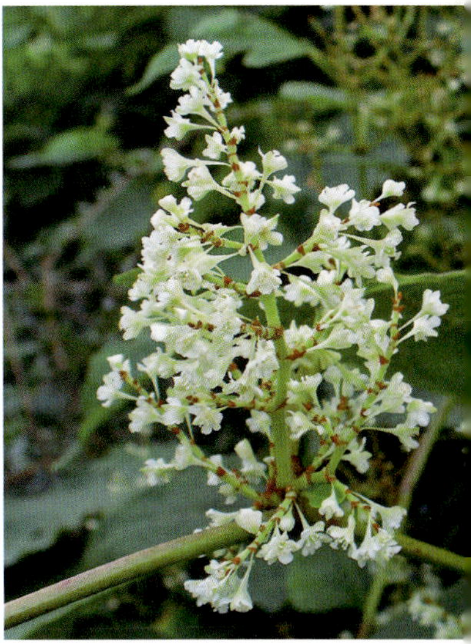

À déguster

Les jeunes tiges épluchées peuvent être préparées en cannelloni végétariens, en compote, en confiture, ou dans la pâtisserie pour remplacer la rhubarbe.

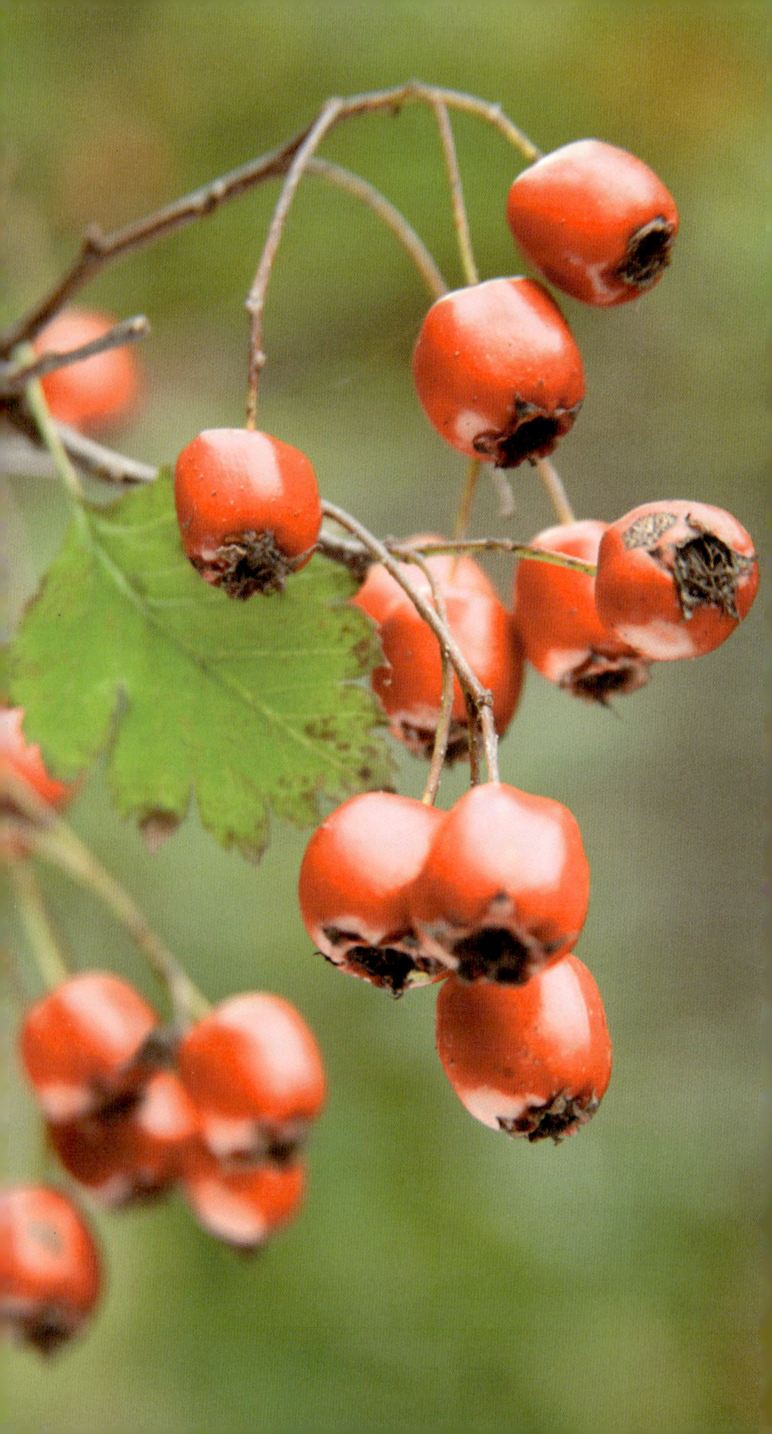

Aubépine

DÉNOMINATION : aubépine à un style, *Crataegus monogyna* ; aubépine à deux styles, *Crataegus laevigata*
DESCRIPTION : arbrisseau épineux pouvant atteindre 10 m de hauteur ; **écorce :** brun rougeâtre ; **feuilles :** ovales, très échancrées, de 3 à 5 lobes ; **fleurs :** blanches, en grappes ; **fruits :** rouge vif
FLORAISON : de mai à juin
HABITAT : haies, lisière des bois

QUE RÉCOLTER, ET QUAND ?

Vous pouvez cueillir les baies rouges déjà mûres dès le mois d'août par endroits, et jusqu'à fin octobre.

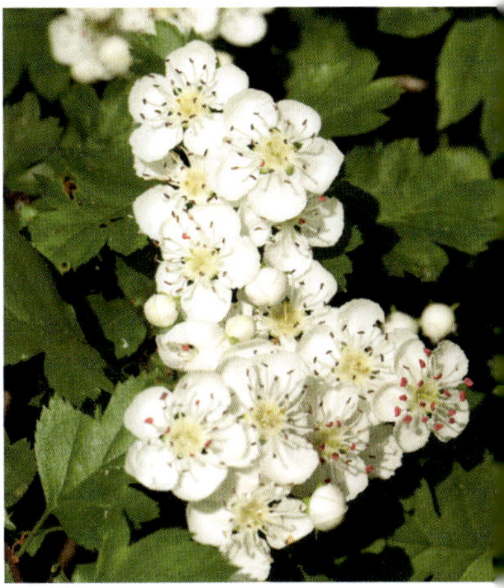

PREMIERS SECOURS...

- **Un remontant pour l'excursion :** les baies d'aubépine ont tout d'abord un goût assez fade, devenant ensuite plus sucré. Plus on en mange, plus on apprécie. Elles sont une bonne source de vitamine C pour les sorties en plein air. De plus, elles augmentent l'oxygénation du sang et nous rendent ainsi plus performants pour les longues randonnées en montagne.
- **En cas de lésion :** écrasez ou mâchez les feuilles, appliquez-les sur la plaie. Procédez avec l'aubépine comme avec le prunellier (page 85).

AUTRES APPLICATIONS

- **En usage interne :** régulateur de tension artérielle, problèmes cardiaques, troubles du sommeil, nervosité, vertiges, crises de panique, tremblements, troubles circulatoires, contractures.

À DÉGUSTER

Les baies peuvent servir à préparer une délicieuse liqueur ou une compote.

Toutes les plante

	Page	Habitat	Lorsque la peau fait mal	Piqûre d'insectes	Lorsque le c fait mal
Patience	10	p s hu	Piqûres d'ortie	X	
Armoise	42	p s		X (préventif)	
Consoude	44	p hu			Élongatior contusion
Ortie	70	p h s			
Sorbier des oiseaux	72	h s			
Frêne	12	h s hu	Plaies		
Aulne	46	h hu			Boursouflu
Épicéa	14	h s	Échardes, plaies		
Alchémille	16	p s	Plaies, saignements de nez		
Pâquerette	48	p s		X	Contusion entorses élongatior
Égopode podagaire	74	j h s	Plaies	X	
Lierre terrestre	18	h s	Plaies y compris purulentes		
Bourse-à-pasteur	52	p s	Plaies, effet cicatrisant		Hématom ecchymos
Millepertuis	54	p s	Plaies, coup de soleil		Névralgie
Trèfle	22	p s		X	
Cirse maraîcher	76	h hu			
Caille-lait blanc	82	p s			
Pissenlit	78	p s			

h : haie, lisière – p : prairie – s : sec – hu : humide – j : jardin leur utilisation en bref

ur les pieds fatigués	Remontant pour l'excursion	En cure de printemps	Rhume	Autres usages
	Haute teneur en sels minéraux			Rafraîchissant
(y compris ouloureux)		X		
	Haute teneur en sels minéraux et en vitamines	X		
	Rafraîchissant, revigorant		X	
X				
X				
	Tonifiant		X	
		X		Masque purifiant pour le visage
	Tonifiant	X		
	Rafraîchissant	X	X	
	En-cas au goût de noisette			
	En-cas au goût de miel		X	
	Très rafraîchissant			
		X	X	
	Semblable à une bonne salade		X	Ganglions enflés
	Revigorant	X		

Toutes les plante

	Page	Habitat	Lorsque la peau fait mal	Piqûre d'insectes	Lorsque le cor fait mal
Reine-des-prés	56	p hu	Plaies		Maux de den
Mauve	24	p s	Coup de soleil	X	
Menthe	58	p hu			Tensions articulc maux de vent
Benoîte commune	26	p s	Plaies, effet cicatrisant		
Aigremoine	60	p s	Plaies, effet cicatrisant		Migraines
Grande pétasite	28	p hu			
Églantier	30	p h s	Plaies, brûlures		
Géranium herbe-à-Robert	64	h s			Mal d'oreille faiblesse
Achillée	32	p s	Plaies, effet cicatrisant		
Prunellier	84	p s	Plaies		
Plantain	34	p s	Plaies	X	
Balsamine de l'Himalaya	86	h s hu	Piqûres d'ortie	X	
Renouée	88	h s	Égratignures, échardes, brûlures		
Lamier	36	p h s			
Mouron des oiseaux	66	p s			Boursouflure douleurs
Fraise des bois	38	h s	Coup de soleil, plaies		
Aubépine	90	h s	Plaies		

h : haie, lisière – p : prairie – s : sec – hu : humide – j : jardin

leur utilisation en bref

ır les pieds fatigués	Remontant pour l'excursion	En cure de printemps	Rhume	Autres usages
		X	X	Haleine fraîche
			X	
	Rafraîchissant			
				Haleine fraîche
		X		
(y compris ouloureux ɜt plaies)				Protection contre la pluie
				Yeux gonflés et fatigués
	Riche en vitamines		X	
ɲpoules)			X	
	« Noisettes » nourrissantes			
	Goût fruité rafraîchissant			
	En-cas au goût de miel		X	
	Tonifiant	X		
	Friandise fruitée			Confusion mentale
	Revigorant, nourrissant			

Index des symptômes

Crédits photographiques

Toutes les photos sont de **Heike Schmidt-Roger,** excepté les suivantes :
Shutterstock.com – ALong : 8-9, 22 ; Antonina Vlasova : 63 ; ArgenLant : 77 ; beta7 : 33, 37 ; Bildagentur Zoonar GmbH : 26, 34, 83 ; christo mitkov christov : 40-41 ; dabjola : 91 ; Ekaterina Kebal : 80 ; Eleonora Durzhinina : 51 b ; Gala_Kan : 32 ; IanRedding : 56 ; islavicek : 61 ; jopelka : 75 ; Kateryna Pavliuk : 81 h ; Kathy Clark : 11 ; Lopatin Anton : 27 ; Malivan_Iuliia : 7 ; Manfred Ruckzio : 6 ; Maren Winter : 51 h ; marilyn barbone : 25 ; Martin Fowler : 68-69 ; Maxal Tamor : 67, 79 ; napocska : 85 ; Nattika : 23 ; neil hardwick : 47 ; Peter Radacsi : 53 ; PKZ : 20 ; Shulevskyy Volodymyr : 90 ; Sigur : 13 ; Torsten Lorenz : 87 ; Wiktory : 50 ; Yuri Kravchenko : 4.

Wikimedia commons :
p. 17 : https://upload.wikimedia.org/wikipedia/commons/thumb/f/fb/Alchemilla_xanthochlora_002.JPG/90px-Alchemilla_xanthochlora_002.JPG
p. 29 : https://upload.wikimedia.org/wikipedia/commons/thumb/8/83/Gewoehnliche_Pestwurz_Common_Butterbur_%28Petasites_hybridus%29.jpg/80px-Gewoehnliche_Pestwurz_Common_Butterbur_%28Petasites_hybridus%29.jpg
p. 89 : https://upload.wikimedia.org/wikipedia/commons/thumb/a/a7/Fallopia_japonica_002.JPG/90px-Fallopia_japonica_002.JPG